中华传统医学养生丛书

华佗养生秘方

上海科学技术文献出版社
Shanghai Scientific and Technological Literature Press

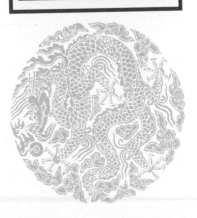

>>前 言

　　中华医学是世界文化发展史上的一颗璀璨明珠,而让这颗明珠熠熠发光的,正是历朝历代的名医术士,他们怀着悲天悯人的博大胸怀,辛苦勤劳甚至冒着生命危险研制发明了各种神奇药方。

　　东汉时期的名医华佗是世界上外科的"开山鼻祖",他发明了麻醉药,开创了麻醉手术的世界先河,比欧洲要早1000多年。此外,华佗根据动物的不同动作,创造了"五禽戏",练习起来,既能健身,又可塑形。

　　本书从上百种古医典籍中撷取了华佗的一些秘方,记载了华佗在内科、外科、妇科、儿科、眼科、耳科、鼻科、齿科、喉科、皮肤科、伤科、急救科、解毒科、治奇症法等领域超过1100种,对祖国医学在指导中医临床治疗上有着重要参考价值的方例。

　　鉴于本书药方主要来自古医书,未经编者科学验定,一般患者使用时须经专科医生指导,但可供专业医生处方时参考。

　　本书仅为抛砖引玉之作,希望借此引起医界同仁的重视,共同发掘、继承、光大中医之单方偏方。由于笔者学识浅薄,水平有限,其中难免有不当之处,恳请行家里手不吝垂教斧正!

编者
2016 年 8 月

目 录
contents

神医华佗内科秘方

华佗养生秘方

华佗养生秘方

华佗养生秘方

神医华佗外科秘方

华佗养生秘方

神医华佗妇科秘方

神医华佗产科秘方

神医华佗儿科秘方

华佗养生秘方

神医华佗杂科秘方

神医华佗皮肤科秘方

神医华佗伤科秘方

神医华佗急救秘方

神医华佗结毒科秘方

华佗养生秘方

神医华佗奇症秘方

神医华佗耳科秘方

神医华佗眼科秘方

神医华佗鼻科秘方

神医华佗齿科秘方

神医华佗喉科秘方

神医华佗养性服饵秘方

神医华佗制炼诸药秘方

神医华佗临症秘诀

华佗养生秘方

神医华佗论病理

常见病国医灵方

感冒 ………………………………………………………… 258

咳嗽 ………………………………………………………… 268

呕　吐 …………………………………………………… 276

反　胃 …………………………………………………… 279

便　秘 …………………………………………………… 282

神医华佗内科秘方

 伤寒初起秘方

【用法】 伤寒始得一日，在皮当摩膏，火灸即愈。若不解者，至二日在肤可法针，服解肌散发汗，汗出即愈。若不解者，至三日在肌复发汗则愈。若不解者，止勿复发汗也。至四日在胸宜服藜芦丸，微吐则愈。若更困，藜芦丸不能吐者，服小豆瓜蒂散，吐之则愈。视病尚未醒者，复一法针之。五日在腹，六日入胃，入胃则可下也。又伤寒初起时，用柴胡、白芍、茯苓、甘草、桂枝、麻黄各一钱，当归二钱，陈皮五分，水煎服极效。

 伤寒不汗秘方

【用法】 凡患伤寒，一至三日不汗者，宜用葛根半斤，乌梅十四枚，葱白一握，豉一升（绵裹），以水九升，煮取三升，分为三服。初一服便厚覆取汗，汗出之。

 伤寒谵语秘方

【用法】 用大黄四两，厚朴二两（炙），枳实三枚（炙），以水四升，煮取一升二合，去滓分温再服。若一服得利，谵语止，勿服之也。

 伤寒发狂秘方

【用法】 凡伤寒热极发狂，惊悸恍惚。可急用石膏二钱，黄连一钱为末，煎甘草水冷服，有效。

伤寒结胸秘方

【用法】　伤寒结胸者，谓热毒气结聚于心胸也。此由病发于阳而早下热气乘虚而痞结不散也。按之痛，寸脉浮，关脉沉是也。可用蜀大黄半斤，葶苈子半升（熬），杏仁半升（去皮尖熬令赤黑色），芒硝半升，四味捣筛二味，杏仁合芒硝研如泥，和散合剂，丸如弹子大，每服一丸，用甘遂末一钱匙，白蜜一两，水二升同煮取一升，温顿服之，一宿乃自下。如不下，更服取下为要。或用栝楼一枚捶碎，入甘草一钱，同煎服之，极神效。

 伤寒发斑秘方

【用法】　伤寒内发斑，身热心如火，口渴呼水，气喘舌燥，是为阳火焚于胃口，宜用大剂寒凉扑灭之。方用元参三两，黄芩一两，麦冬三两，升麻二钱，防风、天花粉、青黛、生甘草各三钱，生地黄一两，桑白皮五钱，苏叶一钱。一剂即消大半，二剂痊愈。

【附注】　按此方虽传自神仙，惟升麻用至二钱，余药亦用至数两，用者大宜斟酌，不可泥古。

（孙思邈注）

 伤寒发黄秘方

【用法】　用麻黄一握（去节），绵裹，陈酒五升，煮取半升，顿服，取小汗。春日可用水煎。

 伤寒中风秘方

【用法】　丹砂、蜀椒、蜀漆、干姜、细辛、黄芩、防己、桂心、茯苓、人参、沙参、桔梗、瓜蒌、乌头各十八铢，雄黄二十四铢，吴茱萸三十铢，麻黄、代赭各二两半。前十八味治，下筛，酒服方寸匙，日三。覆令汗出。

伤寒下血秘方

▶▶▶

【用法】 用釜灶下黄焦土半升（绵裹），甘草三两（炙），干地黄三两，白术三两，附子三两（炮研），阿胶三两（炙），黄芩三两，先以水八升煮六味，取三升，去滓。纳胶令烊，分三服。忌海藻、菘菜、芜荑、猪肉、雀肉、桃、李等。

伤寒衄血秘方

▶▶▶

【用法】 衄者鼻出血也。此由五脏热结所为，方用左顾牡蛎十分（熬），石膏五分，右二味捣末，酒服方寸匙，日三四。亦可蜜丸如梧桐子大，酒服十五丸。

伤寒烦渴秘方

▶▶▶

【用法】 知母六两，石膏一斤，粳米六合，人参三两，甘草二两。先以水一斗二升，煮米熟，去米纳诸药，煮取六升。去滓温服一升，日三。忌海藻、菘菜。

伤寒食积秘方

▶▶▶

【用法】 黄芩、大黄各五两，栀子仁十六枚，黄连五两（去毛），豉一升（熬），甘遂三两，麻黄五两（去节），芒硝二两，巴豆一百枚（熬研），前九味捣筛，白蜜和丸如梧桐子，服三丸，以吐下为度。若不吐利，加二丸。

伤寒咳嗽秘方

▶▶▶

【用法】 知母二两，贝母、葛根、芍药各三两，石膏四两，黄芩三两，杏仁一两（去皮尖及双仁），栀子仁三两，前八味切，以水七升，煮取二升五合，去滓，分为三服。如人行八九里，再服。忌蒜、面七日。

伤寒目翳秘方

【用法】　秦皮、升麻、黄连各一两，前三味，用水四升，煮取二升半，冷之，分用三合。仰眼以绵绕箸头，取汤以滴眼中，如屋漏状，尽三合止。须臾复，日五六遍乃佳。忌猪肉、冷水。

伤寒口疮秘方

【用法】　升麻、炙甘草各一两，竹叶五分，麦冬三分（去心），牡丹一分，干枣二十枚，前六味以水四升，煮取一升半，去滓分五服，含稍稍咽之为度。忌海藻、菘菜、胡荽等。

伤寒虚羸秘方

【用法】　本症为其人血气先虚，复为虚邪所中，其后经发汗吐下后，热邪始散，真气尚少，五脏犹虚，谷神未复。故其候为虚羸少气，气逆并呕吐。方用石膏一斤，竹叶一把，人参二两，半夏一升，生姜四两，炙甘草二两，前药以水一斗二升，煮取六升，去滓。纳粳米一升，米熟去米饮一升，日三服。忌海藻、菘菜、羊肉、饧。

【附注】　此即张仲景《伤寒论》竹叶石膏汤。

伤寒不眠秘方

【用法】　本病为阳独盛阴偏虚之症。其候为不得眠，反复颠倒，心内苦痛懊侬。方用肥栀子十四枚，香豉四合（绵裹），以水四升，先煮栀子取二升半，去滓纳豉，更煮取一升半，去豉分温再服。得吐止服。

【附注】　此方为张仲景栀子豉汤。

伤寒小便不利秘方

【用法】　用滑石二两，葶苈子一合（熬），二物以水二升，煮取七合，去滓，顿服之。

 伤寒下痢秘方

【用法】　伤寒腹中微痛，下利不止，方用秦皮三两，黄连四两，白头翁二两，阿胶三两，以前三味入水八升，煮取二升，去滓纳胶令烊，适寒温，食饮七合，日二服。忌猪肉、冷水。

【附注】　张仲景白头翁汤用黄柏，华佗用黄连则更佳。

 伤寒头痛秘方

【用法】　干姜、防风、沙参、细辛、白术、人参、蜀椒、茯苓、麻黄、黄芩、代赭石、桔梗、吴茱萸各一两，附子一枚，前药为末，先食，酒服一钱匙，日三。

 伤寒喉痛秘方

【用法】　此为下部脉不至，阴阳隔绝，邪客于足少阴之经，毒气上熏，故喉咽不利，或痛而生疮。方用半夏、炙甘草、桂心，三味等分，各捣筛毕，更合捣之，以白汤饮服方寸匙，日三服。

 伤寒舌出秘方

【用法】　以梅花片脑（冰片）半分为末，搽之即收。

【附注】　此方甚奇。

伤寒气喘秘方

【用法】 以紫苏一把，水煮，稍稍饮之，其喘立止。或以防己、人参等分为末，桑白皮煎水服二钱。

【附注】 此方简而效。

 伤寒便秘秘方

【用法】 大黄、厚朴（炙）各三两，枳实（炙）六片，以水五升，煮取二升。体强者服一升，羸者服七合。

【附注】 此为张仲景小承气汤也。

 伤寒呃逆秘方

【用法】 荜澄茄、高良姜各等分为末，每服二钱，水六分，煎十沸，入醋少许服之。

 伤寒呕哕秘方

【用法】 橘皮、炙甘草各一两，人参二两，生姜四两，以水六升，煮取二升，去滓，分三服。忌海藻、菘菜。

 伤寒厥逆秘方

【用法】 其症为面青，四肢厥冷，腹痛身冷。用大附子二枚，炮制去皮脐，为末。每服三钱，姜汁半盏送下，以脐下如火暖为度。

【附注】 华佗方多简，此方可称独附汤。

伤寒搐搦秘方

【用法】 本症为汗后覆盖不密，致腰背及四肢搐搦。用牛蒡根十条加麻黄、牛膝、天南星各六钱锉细，再入陈酒一碗，于盆内同研，以新布绞汁，以炭火烧药至黑色，取出研细。每服一钱，温酒下，日凡三服。

 伤寒胁痛秘方

【用法】 本症为心下痞满，痛引两胁。以芫花、甘遂、大戟等分为末，加大枣十枚，水一碗半，煎取八分，去滓。身强者服一钱，弱者五分。宜平旦。

【附注】 此为张仲景之十枣汤也。

 伤寒血结秘方

【用法】 胸膈胀满，痛不可近。用海蛤、滑石、甘草各一两，芒硝五钱共为末，每服二钱，鸡子白调下。

【附注】 此华佗所创缓下法，甚妙。

 伤寒腹胀秘方

【用法】 桔梗、半夏、陈皮各三钱，姜五片，水二碗煎服。

 伤寒中寒秘方

【用法】 生附子一两去皮脐（炮），干姜一两，每服三钱，水二碗，煎取一碗，温服。

华佗养生秘方

阴证伤寒秘方

【用法】 阴症伤寒，即夹色伤寒，俗名夹阴伤寒。先因欲事，后感寒邪，阳衰阴盛，六脉沉伏，小腹绞痛，四肢逆冷；男子肾囊或女子乳头内缩，或手足弯曲紫黑，黑甚则牙紧气绝，宜急下人参、干姜各一两，生附子一枚（剖为八片），水二碗半，煎取一碗，顿服。须臾自脉出而身温矣。

【附注】 此方后世称为参附汤，乃出自华佗。

 ## 伤寒阴阳易秘方

本症为男女伤寒病，新瘥未平复，与之交接而得病者。其在男子病新瘥未平复，而妇人与之交接得病者，名阳易。妇人病新瘥未平复，而男子与之交接得病者，名阴易。其状身重，小腹里急，或引阴中拘挛，热上冲胸，头重不能举，眼内生目蔑，四肢拘急，不速治多死。妇人阳易方：宜用干姜四两捣末，汤和一方寸匙，顿服温，覆汗出得解。丹米三两为末，以黄酒和温饮，覆汗出得解。

 ## 伤寒劳复秘方

【用法】 本症为伤寒病新瘥，津液未复，血气尚虚，若劳动早，更复成病，故云复也。宜用鼠屎二十一枚，香豉一升，栀七枚，大黄三两，以水五升，煎取二升七合，分三服，微取汗。数试异验。

【附注】 颇似张仲景治劳复之栀子豉汤，而有所不同。

 ## 伤寒食复秘方

【用法】 本症为伤寒病新瘥，脾胃尚虚，谷气未复，若食猪肉、肠、血、肥鱼及油脂物，必大下痢，医所不能治，必至于死。若食饼饵、粢黍、饴脯、脍炙、枣、栗诸果物，坚实之物，胃气虚弱，不能消化，必更结热。适以药下之，则胃气虚冷，大利难禁。不下必死，下之又复危险，不可不慎。宜用豉五合、炙甘草、桂心各二两，大黄四两，芒硝半斤，以水六升，煮取二升，去滓，先食，适寒温饮一升，日再。忌海藻、菘菜、生葱等物。

【附注】　华佗叙述劳复、食复均较张仲景为详。

伤寒百合病秘方

【用法】　百合病者，谓无经络百脉，一宗悉致病也。皆因伤寒虚劳，大病之后，不平复，变成斯病也。其状如欲食复不能食，欲卧不得卧，欲出行而复不能出行，如有寒复如无寒，如有热复如无热，诸药不能疗，得药则剧而吐利，行持坐卧，似有神灵式凭。治法以百合为主，而佐以知母者，为治已经发汗后，更发之法。方用百合七枚，知母三两，先用泉水洗渍百合一宿，去其水。更以泉水二升煮一升，去滓。次以水二升煮知母得一升，与百合汁和，复煮取一升半，分二次服。若已经下后，更发者，则如前法。浸煮百合七枚外，可更以滑石三两，代赭石一两，用水二升，煮取一升，和百合汁复煮，得一升半，如前法服之。又百合病已经吐后更发者，亦如前法，先浸煮百合七枚，乃以鸡子黄纳汁中，搅匀分再服。又若百合病始，不经发汗，吐，下，其病如初者，可仍如前法，先浸煮百合，次以生地黄汁一升，与百合汁相和，再煮取一升半，温分再服。一服中病可，勿更服，大便当出恶沫。

【附注】　与《金匮·百合病》文不同而实相似。华佗、张仲景为同时人，其医术皆继承古训，故法相近。

中风秘方

【用法】　凡中风欲死，身体缓急，口目不正，舌强不能语，奄奄忽忽，神情闷乱，宜急用麻黄、防己、人参、黄芩、桂心、白芍药、甘草、川芎、杏仁各一两，防风一两半，附子二枚，生姜五两。先以水一斗二升，煮麻黄三沸，去沫，乃纳诸药，煮取三升，分三次服，极效。

中风口噤秘方

【用法】　淡竹沥一斗，防风、葛根、菊花、细辛、芍药、白术、当归、桂心、通草、防己、人参、炙甘草、炮附子、茯苓、玄参各一两，秦艽、生姜各二两，桑寄生三两，以淡竹沥煮诸药，得四升，分四次服之。忌海藻、菘菜、猪肉、生菜、生葱、醋、桃、李、雀肉等物。

中风口秘方

【用法】　取苇筒长五寸，以一端刺耳孔中，四面以面密塞，勿令泄气。一端纳大豆一颗，并艾烧之令燃，灸七壮即瘥。患右灸左，患左灸右。

【附注】　面瘫久治不愈者颇多，此法可以试之。

中风失音秘方

【用法】　羌活十分，炙甘草、人参各二分，荆沥、竹沥、生地黄汁各二升，大附子一枚（炮），以诸药纳三汁中，煎取一升六合，去滓分二次服。未瘥，四五日更进一剂，取微利。忌面、海藻、菘菜、猪肉、冷水、芜荑、鱼蒜、黏食。

【附注】　华佗用药，胆大心细，如"未瘥，四五日更进一剂"，尤重视服药忌口，其他书少见。

中风不语秘方

【用法】　取人乳汁半合，以著美酒半升中合搅，分为再服。

中风舌强秘方

【用法】 雄黄、荆芥穗等分为末，豆淋酒服二钱。

【附注】 华佗奇方，可试用，安全无害。豆淋酒，炒黑豆酒淬。见《中国医学大辞典》1367页。

中风痰厥秘方

【用法】 生川乌头、生附子各半两，并去皮脐，生南星一两，生木香二钱半，每服五钱，生姜十片，水煎一盏，温服。

【附注】 《局方》三生饮，或为后世所加。

中风痰壅秘方

【用法】 将旋覆花洗净，焙干为末，蜜为丸大如梧桐子，卧时茶下五丸，至七丸或十丸。

中风气厥秘方

【用法】 治法略同于中风痰厥，可略为加减。

中风发热秘方

【用法】 大戟、苦参各四两，用白醋浆一斗，煮沸洗之。

【附注】 外用方，尤妙。

中风掣痛秘方

【用法】 凡身中有掣痛不仁不随处者，取干艾叶一纠许，丸之，瓦

华佗养生秘方

甑下，塞余孔，惟留一目。以痛处着甑目下，烧艾以熏之，一时间愈矣。

【附注】 此灸法之一种，后世多有效之者。

 中风腹痛秘方

【用法】 取盐半斤，熬令尽，着口中饮热汤二升，得便、吐愈。

【附注】 盐方极效，《千金》云："凡病宜吐，大胜用药"，华佗早用之矣。

 中风口眼斜秘方

【用法】 皂角末，陈醋调涂口上。右涂右，左涂左，俟干即换，数次即愈。或以生乌头，青矾搐鼻亦效。

【附注】 陈醋敷口甚效，民间今尚用之。

 中风颈项直硬秘方

【用法】 此肝肾受风寒所致也。将宣木瓜去瓤，入乳香、没药于其中，以线缚定，饭锅上蒸三四次，研成膏，入生地黄汁，热酒冲服。

 中风手足不遂秘方

【用法】 白术、地骨皮、荆芥各五升，菊花三升，以水三石，煮取一石五斗，去滓，澄清取汁。酿米二石，用糘如常法，以酒熟随量饮之，常取半醉，勿令至吐。

 中风半身不遂秘方

【用法】 独活四两，桂心五两，生葛根八两，炙甘草、防风、当归各二两，芍药、附子各一两（炮），半夏一两（洗），前药以水一斗，煮取三升，分为三服，日三服。大验。忌海藻、菘菜、生葱、猪肉、羊肉、饧。

 ## 五癫秘方

【用法】 癫病有五：一曰阳癫，发时如死人，遗溺，有顷乃解。二曰阴癫，坐初生小时脐疮未愈，数洗浴，因此得之。三曰风癫，发时眼目相引，牵纵反急强，羊鸣，食顷方解，由热作汗出当风，因以房事过度，醉饮饱满行事，令心气逼迫，短气脉悸得之。四曰湿癫，眉头痛，身重，坐热沐发，湿结脑，汗未止得之。五曰马癫，发时反目口噤，手足相引，身皆热，坐小时风气脑热不和得之。下方任何癫症，俱可用之。方用铜青、雄黄、空青、东门上鸡头、水银各一两，猪苓、茯苓、人参、白芷、石长生、白敛、白薇各二两，卷柏、乌扇各半两，硫黄一两半，前药为末，以青牛胆和，着铜器中，于甑中五斗大豆上蒸之。药成丸如麻子，每服三十丸。日二，夜一。

【附注】 此方首尾多金石之品，宜于西北。若大江以南，水土柔弱，症多虚弱，不宜用此，恒有以乌蝎、六君、鹿茸八味收功者，未可执此概论也。

（孙思邈注）

北方相传有风引汤为散，治痫风多效，中多金石之品，思邈言之颇切。

 ## 风癫秘方

【用法】 凡风癫失性，卒然倒地，吐涎沫，遗粪便，人事不知者，用下方治之。鸱头一枚（炙），葶苈子、虎掌、乌头、栝楼根各三分，甘遂、大戟（炙）、天雄（炮）、蜀椒各二分，白术一分，铁精、间茹各一两，共为末，蜜丸大如梧桐子，酒下二丸，日三服。忌桃、李、雀肉、猪肉、冷水。

羊痫风秘方

【用法】 卒然仆地，不省人事，口吐白沫，声如羊鸣，可用铅丹二两（熬成屑），珍珠、雄黄、雌黄、水银各一两，丹砂半两，各研末，和以蜜。又捣三万杵，乃为丸，如胡豆大。先食服三丸，日再。

 发狂秘方

【用法】 发狂为一种热病，登高而歌，见水而入，嬉笑怒骂，不绝于口。舌生芒刺，面目火肿。治法宜用石膏半斤，玄参一斤，白芥子、半夏各三两，知母、甘草、人参各一两，麦冬五两，竹叶数十片，先用糯米半斤，煮汤得半锅，去米入前药煎之，得数碗。患者索水时，即与之。饮后必睡，急用玄参一斤，麦冬半斤，煎汤，俟醒时呼饮即与之，服后又睡。醒时仍将前渣煎汤与之。后用熟地黄三两，麦冬三两，元参六两，山茱萸一两，水煎三碗，与之，一剂即愈。

 痴呆秘方

【用法】 此病患者，常抑郁不舒，有由愤怒而成者，有由羞恚而成者。方用人参、柴胡、当归、半夏、生刺仁、石菖蒲各一两，茯苓三两，白芍四两，甘草、天南星、神曲、郁金各五钱，附子一钱，水十碗，煎取一碗，强饮之。少顷困倦欲睡，任其自醒即愈。

 花癫秘方

【用法】 此病多发于女子，缘肝木枯槁，内火燔盛所致。宜平肝散郁祛邪之剂。方用：柴胡五钱，芍药一两，当归五钱，炒栀子三钱，甘草一钱，茯神三钱，石菖蒲一钱，麦冬五钱，元参三钱，白芥子五钱，水煎服，饮后即卧，卧后醒时即愈。

牛马癫秘方

【用法】 牛马癫病发时，作牛马之声，以大人居其多半，宜健胃祛痰之剂。方用：白术五两，人参三两，甘草、生南星、半夏各一两，陈皮一钱，附子一钱，共为末，蜜为丸。须臾病未发前服之，服后永不再发。患羊癫者，亦可先用此方治之。

【附注】 此方有效，书中无每次服用量，宜10～15克。

五邪秘方

【用法】 凡中邪者，多由心神怯弱，外邪乘之，遂致痰迷心窍，一时卒倒，患者精神错乱，心悸跳动，妄言谵语，似有鬼神凭之。宜安神开窍，导热壮元之剂。方用：茯神、茯苓、石菖蒲、人参各三两，赤小豆四合，以水一斗，煮取二升半，分三服。

尸厥秘方

【用法】 用人参一两，白术、半夏、茯苓各五钱，石菖蒲一钱，陈皮五分，水煎服。

见鬼卒倒秘方

【用法】 凡人偶游神庙之内，在棺椁之旁，偶迫尸气，感中阴邪鬼魅，易致此症。宜先以瓜蒂、赤小豆各一两，研末，更以香豉一合，热汤七合，煮成稀糜，去滓取汁，和前药温顿服之，俟快吐乃止。后用白术一两，茯苓五钱，白薇二钱，陈皮五分，半夏一钱，神曲、炮姜各一钱，水煎服。

【附注】 由于患者气虚，并无所谓阴邪鬼魅。

男女风邪秘方

【用法】　凡男女偶中风邪，男梦见女，女梦见男，梦中交欢，日久成劳，悲愁忧患，喜怒无常，日渐羸瘦，连年累月，深久难疗。或半月，或数月一发。宜散肝风，去痰湿。方用：桑寄生三两，白术、茵芋各二两，桂心、天雄、石菖蒲、细辛、茜根、附子、干姜各一两，共捣为末，用酒服下方寸匙，日三。修合时勿令妇人、鸡犬及病者家人知见，令邪气不去，禁之为验。

【附注】　修合时，清洁即可，所言避忌，可灵活用之。唯心之论，不必尽信。时代所然，古书多有此说。

 中贼风秘方

【用法】　贼风者，谓冬至之日，有疾风从南方来者，人若中之，则五脏四肢及心胸腰背等处，痛不可忍，至能伤害于人，故名贼风。宜以桂心、防风、黄芩、干姜、茱萸、秦艽、甘草各三两，用水五升，煮取一升半，分再服，以愈为止。忌海藻、菘菜、生葱。

【附注】　风可使人病，不必冬至之日，何日皆可得之。

 历节风秘方

【用法】　患此者，历节疼痛，不可忍，屈伸不得。由饮酒，腠理汗出当风所致。亦有血气虚，受风邪而得之者。宜用独活、羌活、松节等分，用酒煮，空腹服。

【附注】　此方对风湿症有效。

 白虎风秘方

【用法】　日夜走注，百节如啮。以陈醋五升煎数沸，切葱白三升，煎一沸，滤出，以布蘸汁，乘热裹之。

【附注】　设想甚奇，外治热敷法，多效。

鬼箭风秘方

【用法】　患者头顶肩背，手足腰肢等处，筋骨疼痛不安，用鲮鲤甲一钱（炒黄），泽兰叶三钱，酒煎服。

骨软风秘方

【用法】　患者腰膝痛，不能行，且遍身瘙痒。可用：何首乌、牛膝各一斤，以酒一升，浸七日取出曝干，捣为末，枣肉和丸如梧桐子大，每服三五十丸，空腹以酒调服。

鹤膝风秘方

【用法】　此病初起时膝下酸痛，渐至膝盖膨胀，股筋憔瘦。其病原为肾虚亏。可用：新鲜白芷，酒煮成膏，每日以膏二钱，陈酒送服。再用以涂患处，至消乃止。

【附注】　鹤膝风，膝肿大，如仙鹤，故名。此方甚妙，内外兼治。

鸡爪风秘方

【用法】　发时手指拘挛，拳缩如鸡爪，故名。急于左右膝盖骨下两旁鬼眼穴中，各灸三壮，立愈。

【附注】　即膝眼穴，灸之有效。其穴近阳陵泉，"筋会阳陵"当效。

大麻风秘方

【用法】　本症由水枯火盛，乘天地肃杀之气所致，形虽见于皮肤，毒实积于脏腑。其候先麻木不仁，次发红斑，再次水肿，破烂无脓，再久之则湿热生虫，攻蛀脏腑，往往眉落目损，唇裂，声嘶，耳鸣，足底穿，指节脱落，鼻梁崩塌。治法先以麻黄、苏叶各半斤，防风、荆芥各四两，煎汤一桶，沐浴浸洗，换新衣。然后以生漆、松香各半斤和匀，盛瓦盆内，入大螃蟹七只，小者倍之，以盆一半埋入土内，日则晒之，用柳枝搅扰。夜则覆之。阅二十一日而成水，再以雄黄半斤，蛇蜕七条，川乌、草乌（俱以姜汁浸泡）、人参、天麻各二两，共研为末，以蟹漆汁为丸，于洗浴后服之。每服三钱、陈酒送下。再饮至醉、覆被取汗，汗干后去衣，于隙地焚之，更换新衣。至午再服三钱，陈酒下，至醉。再用夏枯草蒸铺席下卧之，不取汗。次日仍如前行之，并焚去旧衣，旧草。如是七日，其病尽出，如痘如疮，再服七日，痂脱而愈。终身忌螃蟹、犬肉。

【附注】 此方颇奇，愿各麻疯院试之。

大疠风秘方

【用法】 凌霄花五钱，地龙（焙）、僵蚕（炒）、全蝎（炒）各七个为末，每服二钱，温酒下。先以药汤浴身，次乃服药，俟出臭汗为度。

走游风秘方

【用法】 风菱壳烧灰研细，麻油调敷，极效。

绣球风秘方

【用法】 茄一枝，连根叶煎汤熏洗，凡七日而脱壳，极灵效。
【附注】 华佗多单方、奇方。

疬疡风秘方

【用法】 石硫黄三两，硇砂、生附子各二两，雄黄一两，共捣成末，以苦酒和如泥，涂疡处，干即更涂，以瘥为度。

白癜风秘方

【用法】　苦参三斤，露蜂房（炙）、松脂、附子（炮）、防风各三两，栀子仁五两，乌蛇脯六两（炙），木兰皮，共捣为末，一服一匙，陈酒下，外用附子、天雄、乌头各三两，防风二两，以豚脂煎膏涂之。

白风秘方

【用法】　多生于颈项及头面上，侵淫渐长，状类癣而无疮。治法先洗拭鲛上，以竹篦刮之，使碜痛，试干后以干鳗鲡鱼脂涂之，轻者一次即愈，重者不逾三次。

【附注】　或谓"治法先洗拭鲛上"，鲛乃癣字之排误。

各种瘫痪秘方

【用法】　瘫痪谓四肢不得动弹，顽痹不仁，筋骨挛缩也。治法须视其得疾之原因而异：如因中风而致瘫痪者，宜用鲮鲤甲、川乌头（炮）、红海蛤各二两为末，每用半两，捣葱白为汁，和成泥饼，径约寸许，随左右贴脚心，缚定。以脚浸热汤盆中，待身麻汗出即去药。半月行一次，自能除根。如因风湿而成瘫痪者。宜用：凤仙花、柏子仁、朴硝、木瓜煎汤洗浴，每日二三次。因热风而起瘫痪者，可用羌活二斤，构子一升为末，酒服一匙，日三。因暑湿而成瘫痪者，用自然铜烧红，酒浸一宿，川乌头、五灵脂、苍术各一两，当归二钱，酒浸后干研为末，酒糊丸梧桐子大，服七丸，酒下，觉四肢麻木始止。

【附注】　构子，即蒲公英的种子，结实如球，做放线状裂开，种子乘风飞散，颇难收取。用蒲公英亦可。

肾囊风秘方

【用法】 用鳖甲、蛇床子、白芷等分研末，以麻油调敷极效。

 霍乱吐痢秘方

【用法】 霍乱者，由温凉不调，阴阳清浊二气，有相干乱之时。其乱在于肠胃之间者，因遇饮食而变，发则心腹绞痛。其有先心痛则先吐，先腹痛者则先痢，心腹俱痛，则吐痢兼发。谓之霍乱者，言其病挥霍之间，便致撩乱也。宜急用：半夏、人参各三两，附子（炮）、干姜（炮）各四两，桔梗二两，共捣为末，为丸如梧桐子，以苦酒下二丸。不瘥复服。如霍乱已死，上屋唤魂，又以诸治皆至，而犹不瘥者，可捧患者俯之，伸臂对以绳度两头肘尖头，依绳下夹背脊下骨穴中，去脊各一寸，灸之百壮。不治者，可灸肘椎。已试数百人，皆灸毕即起坐。

苦桔梗

【附注】 肘椎为华佗发明的经外奇穴，

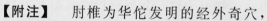

取法：俯卧，以绳量两肘尖，当脊中是一穴，两旁各开一寸共三穴。

 霍乱转筋秘方

【用法】 转筋者，由冷气入于筋故也。凡霍乱大吐痢之后，阴阳俱虚，则手足逆冷，而荣卫不理，冷搏于筋，则筋为之转。急用：吴茱萸一升，甘草（炙）、干姜（炮）各二两，蓼子一把，乱发一两（烧），桂心二两，以水七升，煮取二升三合，去滓分温三服。服则相去如人行六七里。并灸蹶心，当拇指大聚筋上六七壮，名涌泉。又灸足大趾下约纹中一壮，神验。

【附注】 蹶心即足心涌泉穴也。

霍乱干呕秘方

【用法】 干呕者，谓欲呕而无出也。用厚朴（炙）二两，生姜、枳实（炙）各三两，以水六升，煮取二升，分三服。交灸手腕后三寸两筋间，左右各七壮，名间使。若正厥呕绝，灸之便通。

霍乱腹痛秘方

【用法】 人参、干姜（炮）、甘草（炙）、白术各三两，当归、芍药各二两，以水三升，去滓，温服一升，日三。

【附注】 方中多有"日三"，即一日服三次，以此类推。

霍乱四逆秘方

【用法】 霍乱大吐大下后，其肠胃俱虚，乃至汗出，其脉欲绝，手足皆冷者，名为四逆。宜急用：吴茱萸、细辛、通草、甘草（炙）、葛根各二两，当归、桂心、芍药各三两，生姜八两，以水六升，酒六升，合煮取三升，分四服。并灸两足内踝上一尖骨是也。两足各七壮，不愈加数，名三阴交，在内踝尖上三寸是也。

霍乱烦躁秘方

【用法】 其症为霍乱吐下之后，烦躁而不得安卧。用葱白二十茎，大枣二十枚，以水二升半，煮取一升，去滓，顿服之。

霍乱烦渴秘方

【用法】 本症因大吐之后，上焦虚气不调，气乘于心，则烦闷也。

大痢之后，则津液竭，津液竭则燥，脏燥则渴也。可用木瓜一枚，以水四升，煮取二升，渴则即令饮之。根茎亦可用之。

【附注】 "津液竭"即脱水也，于此可见华佗之学术思想。

干霍乱秘方

【用法】 凡霍乱多吐利，若上不得吐，下不得利，腹痛欲死者，名干霍乱。宜用：盐一匙，熬令色黄，和童溺一碗，温服之。俟能吐即愈。

【附注】 吐法烧盐方，先将铁锅烧红，然后将食盐放入，反复搅拌，即以取出开水沏入，饮下探吐，有效。

噤口痧秘方

【用法】 患者寂无声息。宜先用瓷匙渍于热水与麻油汁中，在背心自上而下刮之，始轻后重，俟刮至痧点起块乃止。再用乌药、青皮、陈皮、山楂、紫朴五味，等分温服。

【附注】 刮痧法，为民间所习用，可救危急于顷刻。华佗为民间医生，遗留良方甚多。

羊毛痧秘方

【用法】 患者腹胀痛，延及背心或腰胯，如有芒刺。可用烧酒坛头泥土，研之极细，和烧酒作辊擦痛处，即有细羊毛粘于其上。

【附注】 羊毛痧，一般用挑法，挑出肌肉纤维，颇似羊毛，故有此名。华佗之法，减少挑时之痛苦，更妙。

痧秘方

【用法】 患者满身胀痛，面色黯然，各部皆现黑斑。是为毒在脏腑，以致气滞血凝。方用：苏木、延胡索、五灵脂、天仙子、萝卜子各一两，三棱、莪术、姜黄、陈皮、槟榔、枳实、厚朴各七钱，乌药五钱，香附四钱，沉香、降香各三钱；阿魏二钱，捣细末为丸如绿豆大，每服十五丸，砂仁汤下。

 ## 斑痧秘方

【用法】 患者头眩眼花，恶心呕吐，身有紫斑，痧在肉内。治法先如治噤口痧法，次以天花粉、丹皮、薄荷、地骨皮、山栀、玄参、细辛七味，等分兼服。

【附注】 南方多痧症，北方少见。"等分"即所用各药的分量均相等，例如此七味，均用 10 克，即可生效。"兼服"即刮痧更兼服此药。

 ## 各种痧症秘方

【用法】 初起时多半腹痛，亦有并不痛，只觉昏沉胀闷者。切忌服姜，急用南蛇藤煎水冲酒服之。

【附注】 南蛇藤，即石南藤。李时珍说："白花蛇喜食其叶。"华佗早知之矣，可见华佗知识之渊博。

 ## 夏季中暑秘方

【用法】 人参一两，青蒿二两，香薷三钱，白术五钱，水煎服极有效。如中暑发狂，气喘，汗如雨下，宜急用：人参、石膏各四两，黄连三钱，水煎服，一剂而神定，二剂而汗止。若中暑猝倒心痛欲死者，宜用青蒿一两，黄连、人参、白术各三钱，茯神、藿香各五钱，香薷、半夏各一钱，水煎服，一剂而痛即止。又如中暑忽倒，口吐白沫，将欲发狂，身如火烧，紫斑烂然者，多不可救。宜急用玄参，麦冬各三两，天冬、青蒿各一两，升麻、荆芥、黄连、黄芩各三钱，水煎服。一剂而斑色变淡，三剂而斑色褪尽矣。

华佗养生秘方

核子瘟秘方

【用法】 生石膏一两，玄参、野菊花、金银花、连翘、丹皮各四钱，薄荷、射干、贝母各二钱，甘草一钱，清水煎服，至愈而止。

【附注】 此方清热解毒，即换成今之剂量，不以古量折算，亦甚合适。

 大头瘟秘方

【用法】 延胡索一钱五分，皂角、川芎各一钱，藜芦五分，踯躅花二钱五分，共为末，用纸捻蘸药，探入鼻中，取嚏即愈。无嚏者难治。

【附注】 无毒药则内服，剧毒药则外用取嚏，均皆精当。

 虾蟆瘟秘方

【用法】 患者面赤项肿，状似虾蟆，故名。即用青蛙捣汁水调，空心顿服，极效。

【附注】 今之蟾蜍酒治癌，即癞虾蟆所制。青蛙体内无蟾酥，故可作食用、药用。陈嘉谟《本草蒙筌》亦云治虾蟆瘟病。

 肺热瘟秘方

【用法】 西牛黄吞一分，当门子吞二厘，老梅冰片吞一分，大黄芒硝五钱，犀牛角磨一钱，服之。

【附注】 此方胜过牛黄安宫丸。

 辟疫酒秘方

【用法】 大黄十五铢，白术、桂心各十八铢，桔梗、蜀椒各十五铢，乌头六铢，菝葜（为百合笠菝葜之根，可解毒，产江浙等处）十二铢，捣末，盛绛袋中，以十二月晦日中悬沉井中，令至泥。正月朔旦平晓出药，置酒中煎数沸，于东向户中饮之。一人饮，一家无疫；一家饮，一里无疫。

【附注】　"一人饮，一家无疫；一家饮，一里无疫。"所言夸大无稽，但其方有辟疫之功，必须饮药之人，方可免疫。

辟瘟丹秘方

【用法】　雄黄、雌黄、曾青、鬼臼、珍珠、丹砂、虎头骨、桔梗、白术、女青、川芎、白芷、鬼督邮、芜荑、鬼箭羽、藜芦、石菖蒲、皂荚各一两，前十八味末之，蜜丸如弹子大，绢袋。男左女右带之，卒中恶病及时疫，吞如梧桐子一丸，烧弹大一丸户内，极效。

水谷痢秘方

【用法】　人参、地榆、厚朴（炙）、干姜、乌梅（熬）各六分，白术、当归各五分，赤石脂、龙骨各七分，熟艾、甘草各四分，黄连十分，共捣为末，实为丸如梧桐子大，米饮汁下二十丸，日三服。

水痢秘方

【用法】　茯苓、白龙骨、诃黎勒皮、黄连、酸石榴皮各八分，捣筛为末，蜜丸如梧子大，空腹服三十丸，日再服，瘥止。

冷痢秘方

【用法】　冷痢者由肠胃虚弱，受于寒气，肠虚则泄，故为冷痢。凡痢色青，色白，色黑皆为冷也。诊其脉沉则生，浮则死。方用黄连二两，甘草（炙）、附子（炮）、阿胶（炙）各半两，水三升煮取一升半，分二次服之。

 白滞痢秘方

【用法】 白滞痢者，为肠虚而冷气客之，搏于肠间，津液凝滞成白者。宜用赤石脂八两，干姜、龙骨、当归各三两，附子（炮）、牡蛎（熬）各二两，芍药、甘草（炙）各一两，人参一两半，白术一升，先以水一斗二升，煮白术取九升，内药煮取三升，分为三服。脓者加厚朴三两，呕者加橘皮二两。

 冷热痢秘方

【用法】 冷热痢者，其痢乍黄乍白，由肠胃虚弱，宿有寒而为客热所伤，冷热相乘而致。方用：香豉一升，白术六两，薤白一升，升麻二两，以水七升，煮取二升半，分为三服。

 热毒痢秘方

【用法】 苦参、橘皮、独活、阿胶（炙）、蓝青、黄连、鬼箭羽、黄柏、甘草，前药等分捣末，蜜烊胶为丸如梧子，水下十丸，日三服。又或以生犀角、酸石榴皮、枳实，末之。每服二三寸匙，日再。

 赤痢秘方

【用法】 香淡豉半升，黄连一升，先以水一升半，浸豉一日，滤取汁，碎黄连薄绵裹豉汁中煎取强半升，空腹顿服，即止。

 久痢秘方

【用法】 久患赤痢，连年不愈。以地榆、鼠尾草各一两，用水二升，煮取一升，分为二服。如不瘥，取屋尘水尽去滓，服一升，日二服。

 ### 赤白痢秘方

【用法】　凡痢皆由荣卫不足，肠胃虚弱，冷热之气，乘虚入于肠间，肠虚则泄，故为痢也。热乘于血，血渗肠内，则为赤痢。冷气搏于肠间，津液凝滞，则为白痢。冷热相交，则亦白相杂，宜用：鹿茸二分，石榴皮二两，干姜二分，枣核中仁七枚，赤地利一两（烧灰），共捣为散，先食饮服方寸匙，日三，夜一。若下数者，可五六服。

【附注】　赤地利，《图经》名山荞麦。《纲目》名赤薜荔。主治赤白冷热诸痢，痈毒恶疮。

 ### 五色痢秘方

【用法】　酸石榴皮五个，莲子捣汁二升。每服五合，神效。

 ### 休息痢秘方

【用法】　阳胃虚弱，易为冷热所乘，其邪气或动或静，故其痢乍发乍止。治宜用黄连，龙骨（如鸡子大）一枚，阿胶（如掌大，炙），熟艾一把，此四味，水五升，煮三物取二升，去滓，乃纳胶烊之，分再服。

 ### 噤口痢秘方

【用法】　用木鳖子六枚，去壳取净仁研泥。分作二分，用面烧饼一枚，切作两半。以半饼作一窍，纳药其中，乘热覆患者脐。约炊许，再换其半，痢止即思食。

疟疾秘方

【用法】 常山、甘草（炙）、大黄、桂心各四分，前四味末之，蜜为丸，如兔屎。每欲发，服六丸，饮下之。欲服药，先进少热粥良。

温疟秘方

【用法】 凡疟疾先寒而后热者曰寒疟，因先伤于寒而后伤于风也。若先伤于风而后伤于寒，则先热而后寒，名曰温疟。方用：知母六两，石膏一斤，甘草二两（炙），粳米六合，前四味，以水一斗二升，煮取米烂，去滓，加桂心三两，煎取三升，分温三服。覆令汗，先寒发热，汗出者愈。

山瘴疟秘方

【用法】 本症生于岭南，带山瘴之气也。重于伤暑之疟。制用：蜀漆、知母、升麻、白薇、地骨皮、麦冬各五分，乌梅肉、鳖甲（炙）、葳蕤各四分，石膏八分，甘草三分（炙），常山六分，豆豉一合（熬），捣为末，蜜和丸如梧桐子大，饮下十丸，日再服。加至二十丸。此方用无不瘥。

间日疟秘方

【用法】 用大黄三分，常山、甘草（炙）各一分半，前三味以水三升，煮取一升，去滓，更以水二升煮滓取一升，未发服醨，醨是后煮者，相次服醇，醇是前煮者。瘥。

三日疟秘方

【用法】 陈香橼一枚，去顶皮，入研细明雄黄，同纳火中煅之，取出研极细。每服七分，干咽下，不用水。

三阴疟秘方

【用法】 凡疟过正午而发者，谓之三阴疟。用花椒二钱五分，朱砂一钱二分五厘，麝香、冰片各三分，共末之，分掺二膏药，一贴背脊第三椎肺俞穴，一贴当胸极效。

【附注】 凡疟用发泡药贴之皆效。而华佗发明为最早。

劳疟秘方

【用法】 疟积久不愈，则表里俱虚，客邪未散，真气不复，故疾虽暂闲，少劳便发，谓之劳疟。用鳖甲（炙）、蜀漆、知母各二两，常山三两，乌贼鱼骨、附子、蜀椒各一两，前七味以酒三斗渍一宿，平旦服一合，稍稍加至二合，日三四服。

久疟秘方

【用法】 龙骨一两，常山三两，大黄二两，附子二分（炮），研末，以鸡子黄丸如梧桐子大。先发、临发各饮服五丸，无不断。忌生葱、生菜、猪肉等。

水肿秘方

【用法】 葶苈子（炒黑）、甘遂各一两，吴茱萸四两，三味别捣，异下筛，和以蜜，丸如梧桐子，服五丸。

风水秘方

【用法】 风水者，由肾脾气虚弱所为，肾劳则虚，虚则汗出，汗出逢风，风气内入，还客于肾，脾虚又不能制于水，故水散溢皮肤，又与风湿相搏，故云风水也。其候全身水肿如裹水之状。方用：木防己、白术各四两，黄芪五两，生姜三两，甘草（炙）二两，大枣十二枚，此六味，以水六升煮取二升，分三服。喘者加麻黄，身重胃中不和者加芍药，气上冲者加桂心，下久寒者加细辛、防己、黄芪为本。服药欲解，当如虫行皮中状，从腰以下冷如冰。服汤后坐被上，又以一被绕腰温下令得汗，汗出则愈。

水通身肿秘方

【用法】　麻子五升，商陆一斤，防风三两，附子一两炮，赤小豆三升，先捣麻子令熟，以水三斗煮麻子，取一斗三升，去滓纳药，及豆合煮取四升，去滓食豆饮汁，日再。

水气肿臌胀秘方

【用法】　葶苈子七两（熬），甘遂五两，茯苓、椒目各三两，吴茱萸二两，捣末，蜜和丸，如梧桐子大，以饮服五丸，日三服。不治稍加丸，以痢为度。

病后水肿秘方

【用法】　选家鹜之年久者三匹，加厚朴蒸食之，极有效，椎体虚者勿服。

水臌秘方

【用法】　水臌者，谓满身皆水，按之如泥者是。不急治，则水蓄于四肢，不得从膀胱出，变为死症，而不可治。方用：牵牛、甘遂各二钱，肉桂三分，车前子一两，水煎服，一剂而水流升余，二剂即愈，断不可与三剂。病后宜以参术之品补脾，更须忌食盐。

气臌秘方

【用法】 气臌者，乃气虚作肿，症一如水臌之状，第按之皮肉，则不如泥耳。先起于足面，渐及于上身与头面。治法宜健脾行气，辅以利水之剂，与治水臌法大异。方用：白术、薏苡仁、茯苓各一两，人参、山药、车前子、神曲、莱菔子各一钱，枳壳五分，甘草、肉桂各一分，水煎服，日服一剂，十剂觉气渐舒，三十剂而痊愈。亦禁忌食盐，须于三月后用之，犯则不救。

 虫臌秘方

【用法】 患者小腹微痛，四肢浮胀，面红而带黑，状如虫蚀，眼下无卧蚕微肿之形，是为本症之候。治宜杀虫，虫去则臌胀自消。方用：雷丸、神曲、茯苓、白矾各三钱，车前子五钱，当归、鳖甲（醋炙）、地栗粉各一两，一剂即下虫无数，二剂而虫尽。愈后仍须补脾，以防再发。

 血臌秘方

【用法】 本症之原因，或由倾跌后血淤不散，或因郁忧而血结不行，遂致腹中结成血臌，倘不明症治之法，而妄用治水治气之法治之，其患匪小。法宜消淤荡秽：用水蛭（炒末）三钱，雷丸、红花、枳实、白芍、牛膝各三钱，桃仁四十粒（去皮尖捣碎），当归二两，水煎服，一剂即下血斗余，再剂即血尽而愈。愈后宜用补气血之剂调理之，否则恐成干枯之症。

 脚气初发秘方

【用法】 脚气病皆由感风毒所致，凡湿冷之地，久立与久坐，皆能使热湿与冷湿之气入于经络。始从足起，渐及小腹，甚乃上攻心胸。若不

华佗养生秘方

急治，遂至杀人。宜于其初发时，即以胡麻叶捣蒸薄裹，日二易即消。若冬月取葝藋（乌头苗）根切捣，和糟三分，根一分，合蒸令热，裹如前法，效。

【附注】 "糟三分，根一分"即3：1之意。

脚气冲心秘方

【用法】 凡遇脚气攻心，腹胀气急则死。急用吴茱萸三升，木瓜二合，槟榔二十颗，竹叶二升，前四味以水一斗，煮取三升，分三服，得快利急瘥。外以麋穰一石，纳釜中，煮取浓汁，去滓，纳椒目一斗，更煎十余沸，渍脚三两度，如冷温渍洗，瘥止。忌生菜、熟面、荞麦、蒜等物。

脚气肿满秘方

【用法】 大豆二升，以水一斗，煮取五升，去豆。桑根白皮一握，槟榔二十七枚，茯苓二两。将三药以前豆汁渍经宿，煮取二升，去滓，添酒二合，纳药中，随多少，服之，忌炸物。

脚气心腹胀急秘方

【用法】 本症繇（古书同"由"）风湿热毒，从脚上入于内，与脏气相搏，结聚不散，故心腹胀急。治宜下气消胀。用昆布八两，射干四两，羚羊角、橘皮各三两，茯苓、干姜各一两，荜茇、吴茱萸、大黄各六分，杏仁（去皮尖）五分，捣末，蜜和为丸如梧子，饮服十五丸，痢多，服七丸，以意消息，不能食者加白术六分，曲末十分。气发服已，前丸得定，如不定作槟榔皮汤压之，忌酢物。

脚气痹挛秘方

【用法】 脚气病有挟风毒者，则风毒搏于筋，筋为之挛。风湿乘于血，则痹，故令痹挛也。下方专治风虚气满，脚疼冷痹挛弱，不能行。用石斛、丹参各五两，侧子、秦艽、杜仲、山茱萸、牛膝各四两，桂心、干姜、羌活、川芎、橘皮、椒、黄芪、白前、茵芋、当归各三两，防风二两，薏苡仁一升，五加皮根五两，钟乳八两，以绢袋盛之，渍清酒四斗纳三日。初服三合，日再。稍稍加之，以知为度。忌猪肉、冷水、生葱。

老人脚气秘方

【用法】　以猪胃一具，洗净细切，水洗布绞干，和蒜、椒、酱、醋五味常食之。

诸黄症秘方

【用法】　诸黄病者，谓一身尽疼，发热面色润黄，此由寒湿在表，则热畜于脾胃，腠理不开，淤热与宿谷相搏，郁蒸不得消，则大小便不通，故身体面目皆变黄色。其类别有黄疸、黑疸、赤疸、白疸、谷疸、马黄等。宜用：瓜蒂二七枚，赤小豆二七枚，秫米二七粒，捣为散，取如大豆粒，吹鼻中。

急黄秘方

【用法】　脾胃有热，谷气郁蒸，因为热毒所加，故卒然发黄，心满气喘，发于顷刻，故云急黄。有得病即身体面目发黄者，有其初不知，直至死后而身面现黄者。其候得病时，但发热心战者是急黄也。方用：赤小豆、丁香、黍米、瓜蒂各二七枚，麝香、薰陆香等分（别研），青布二方寸（烧为灰），上捣为散，饮服一钱匙，则下黄水，其黄即定。忌生冷、热面、黏食、陈糗等。

【附注】　糗炒熟的米麦，干粮等。

黄疸秘方

【用法】　患者身体、面目、爪甲及小便皆黄，由饮酒过度所致。方用：茵陈、柴胡各四两，升麻、黄芩、大黄各三两，龙胆草二两以水九升，煮取三升，分三服。若身体羸，去大黄，加栀子仁五六两，生地黄一升。

 ## 阴黄秘方

【用法】　患者身面色黄，头痛而不发热，其病原为阳气伏，阴气盛，热毒乘之所致。治宜用：茵陈四两，白鲜皮、黄芩、芍药、青木香、柴胡、枳实（炙）、黄连、土瓜根、大青各三分，栝楼、栀子各四分，紫雪八分，大黄十分，十四味捣筛为散，煮茅根饮待冷，平旦空腹，以茅根饮服五钱匙，一服少间，当一两行微痢，利后煮稀葱、豉粥食之，痢多以意，渐减，常取微泄，痢通一两行为度。瘥止。

 ## 酒疸秘方

【用法】　患者身目发黄，心中懊痛，足胫满，小便黄，面发赤斑。其原为虚劳之人，饮酒多，进谷少，脉浮者先吐之，沉弦者先下之。方用：栀子五枚，枳实五枚，香豉一升，大黄一两，以水六升，煮取二升，去滓温服，七合，日三服。

 ## 谷疸秘方

【用法】　患者每于食毕后，头眩心忪，怫郁不安而发。其原为失饥大食，胃气冲熏所致。可用：茵陈四两，以水一斗，煮取六升，再用其汁，煎大黄二两，栀子七枚，得二升，分为三服。黄从小便去，病出立愈。

劳疸秘方

【用法】 劳疸者，谓因劳而得也，方用：苦参三两，龙胆草二两，栀子仁三七枚，合捣末，猪胆和为丸如梧子，一服五丸，日三四服，以饮汁下之。

女疸秘方

【用法】 患者身目皆黄，发热恶寒，少腹满急，小便困难，其原因为大劳大热而房室，房室毕入水所致也。治用：硝石、枯矾二味，捣为末，以大麦粥汁和服方寸匙，日三服。覆被取汗，病随大小便去。

黑疸秘方

【用法】 此症为患黄疸、酒疸、女疸、劳疸积久而变成者。患者身体尽黄，额上反黑，足下热，大便黑者是也。治用：赤小豆三十枚，茯苓六铢，瓜蒂四铢，雄黄二铢，甘草（炙）半两，女萎四铢，此六味，先以水三升煮小豆、茯苓，取八合汁。捣后四药为散，取前汁调半钱匙，适寒温服之。须臾当吐，吐则愈。

【附注】 原作"须臾当愈"，疑为吐字之误。

五蒸秘方

【用法】 蒸者系附骨热毒之气，皆为死之端渐。约举其类，有五蒸焉：一曰骨蒸，其根在肾。二曰脉蒸，其根在心。三曰皮蒸，其根在肺。四曰肉蒸，其根在脾。五曰内蒸，其根在五脏六腑之中。解治之法用：石膏五两，茯苓、干地黄各三两，人参、黄芩各二两，葛根三两，知母二两，甘草（炙）一两，竹叶二把，粳米一合。上药以水九升，煮取二升半，分为三服。

骨蒸秘方

【用法】　凡男子因五劳七伤，或缘肺壅瘴疟之后，宿患痃癖。妇人因产后虚劳，漏汗寒热；或为月闭不通，因兹渐渐瘦损。初者盗汗，后则寒热往来，渐增咳嗽，面色苍白，两颊有时亦如胭脂。此病不治者多。宜急用：青蒿苗（六月六日采）、知母、黄连、大黄、栀子仁、栝楼、常山、葳蕤各八分，苦参皮十二分，甘草（炙）、蜀漆（洗）各五分，捣末，蜜丸和如梧桐子，饮服五丸，渐加至十五丸，日再，以知为度。

 ## 瘦病秘方

【用法】　凡虚劳之人，精髓枯竭，血气虚弱，不能充盛肌肤，故羸瘦也。且其候多脚手酸疼，口干壮热。方用：獭肝（炙）六分，天灵盖（烧）、生犀角（屑）、前胡、升麻各四分，松脂、甘草（炙）各五分，枳实（炙）四分，捣筛蜜和丸如梧子，空腹以小便浸豉汁下二十丸，日再。

【附注】　天灵盖，今人无用之者。或以猪羊骨代之。

 ## 传尸病秘方

【用法】　此病多由临尸哭泣，尸气入腹，连绵或五年三年，微劳即发，不除其根，祸堪灭门。方用：獭肝一具（破，干炙），鳖甲（炙）、野狸头（炙）各一枚，汉防己一两半，蜀漆（洗）、麦冬（去心）、甘草（炙）各一两，以上捣筛，以羊肾脂二分，合蜜一分，烊和为丸如梧子，服十丸，加至十五丸，日再。以饮下之。其药合和讫，一分着头边，一分悬门额上，一分系臂上。先服头边，次服臂上，次服门上者，大验。忌海藻、菘菜、苋菜。

 ## 飞尸秘方

【用法】　飞尸者，发无由，忽然而至，若飞走之急疾，故云。其候心腹刺痛，气息喘急胀满，上冲心胸。治用：细辛、天雄（炮）、莽草各一分，珍珠、雄黄各二分，桂心三分，附子（炮）、干姜乌头（炮）各四分，以上捣散，服五分匙。不治稍增，用陈酒下。忌猪肉、冷水、生葱、生菜。

遁尸秘方

【用法】 遁尸者，言其停遁在人肌肉血脉之间。有触即发，久而不消，故名。其候略同飞尸。治用：鹳骨（炙）三寸，羚羊鼻（炙，令焦）二枚，蜥蜴（炙）一枚，斑蝥（去翅足，熬）十四枚，芫菁（去翅足，熬）二十枚，鸡屎白（熬）三两，藜芦（去芦头，熬，令黄）、干姜各一两，巴豆（去心皮，熬，令黑）五枚，麝香二分，捣末蜜和丸如小豆，空腹以饮服三丸，日二服。稍加至六七丸，以知为度。至吐痢乃止。

盗汗秘方

【用法】 盗汗者因睡眠而身体流汗也。此由阳虚所致，久不已，令人羸瘠枯瘦，心气不足，亡津液故也。方用：麻黄根、牡蛎（碎之绵裹）各三两，黄芪、人参各二两，枸杞根、白皮、龙骨各四两，大枣七枚，上以水六升，煮取二升五合，去滓，分温六服。如人行八九里久，中间任食，一日令尽。禁蒜等物。

不眠秘方

【用法】 睡前以灯芯草一握，煎汤。

咳嗽秘方

【用法】 紫菀五钱，五味子一两，桂心二两，麻黄四两（去节），杏仁七十枚（去皮尖碎之），干姜四两，甘草（炙）二两，上药以水九升，煎取二升半，去滓，温服七合，日三。

五嗽秘方

【用法】 五嗽者谓上气嗽、饮嗽、燥嗽、冷嗽、邪嗽等是也。方用：皂荚（炙）、干姜、桂心等分。末之，蜜和如梧桐子，服三丸，酒饮俱可，日三。忌葱。

新久咳秘方

【用法】 款冬花、干姜、芫花根各二两，五味子、紫菀各三两，先以水煮三味，取三升半，去滓，纳芫花、干姜加白蜜三升，合投汤中，令调于铜器中，微火煎如饴，可一升半，服枣核大含之，日三服。曾数用甚良。忌蒜、面、腥、腻。

【附注】 此方对老年慢性气管炎，可试用之。

积年久咳秘方

【用法】 香豉（熬）四分，杏仁（去尖皮）二分，紫菀、桂心各三分，甘草（炙）八分，干姜二分，细辛三分，吴茱萸二分，为末，蜜和丸如梧桐子，服四丸，日三。不治增之，能含嚼，咽汁亦佳。

【附注】 此方治老年慢性气管炎之虚寒型可用之。

热咳秘方

【用法】 杏仁（去皮尖两仁炒研）四十枚，柴胡四两，紫苏子一升，橘皮一两，以水一斗煮三升，分三服。

【附注】 两仁即一核中有双仁者去之。宋以前杏仁、桃仁，皆作杏人、桃人。故此书，经多次修订矣。

冷咳秘方

【用法】 芫花、干姜各二两，白蜜二升，先以前二味为散，纳蜜中搅令和，微火煎令如糜，服如枣核一枚，日三夜一。欲痢者多服。

 干咳秘方

【用法】 用熟栝楼捣汁，入蜜加白矾熬膏，含化。极效。

 咳嗽有痰秘方

【用法】 芫花二两，煮汁去滓，和饴糖熬膏，每服枣许，神效。

咳嗽脓血秘方

【用法】 人参二分，瓜蒂三分，杜蘅五分，捣末，平旦空服，以热汤服方寸匕。当吐痰水恶汁一二升，吐已复煮白粥食，痰水未尽，停三日更进一剂。

 老年咳嗽秘方

【用法】 杏仁（去皮尖），核桃肉各等分，蜜丸弹子大，每服一丸，细嚼姜汤下。

 肺热兼咳秘方

【用法】 生地黄（汁）、生麦冬各三升，生姜（汁）一合，酥、白蜜各二合，先煎地黄、麦冬、姜汁，三分可减一分，纳酥蜜煎如稀饧，纳贝母末八分，紫菀末四分，搅令调。一服一匙，日二夜一。

华佗养生秘方

肺热咳痰秘方

【用法】　半夏、栝楼各一两，为末，姜汁丸如梧桐子大，每服二三十丸，热汤下。

 ### 喘嗽秘方

【用法】　蒲颓叶（焙），碾为细末，米饮调服，二钱取瘥。

 ### 气喘秘方

【用法】　杏仁、桃仁各半两，去皮尖炒研，水调生面，和丸如梧桐子大，每服十丸，姜蜜汤下，微痢为度。

 ### 痰喘秘方

【用法】　半夏二钱，甘草（炙）、皂角各一钱五分，生姜一钱，水煎服，至愈乃止。

 ### 气喘上逆秘方

【用法】　本症人多以为气盛有余，不知实为气虚不足，稍有错误，去生便远。宜用：人参一两，牛膝三钱，熟地黄、麦冬各五钱，生萸萸四钱，枸杞子、北五味各一钱，核桃三枚，生姜五片，水煎服。

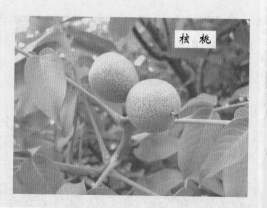

核桃

【附注】　"去生便远"，疑有

借错。气喘上逆，有虚有实，辨证施治，自无差错。

风痰秘方

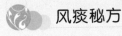

【用法】 知母、贝母各一两，为末，每服一钱，用姜三片，两面蘸末，细嚼咽下，即卧，其嗽立止。

气痰秘方

【用法】 南星曲、半夏曲、陈橘皮各一两。三味捣筛，姜汁和丸如梧桐子，每服四十丸，姜汤下。

痰哮秘方

【用法】 海带四两，渍透煎汁，调饴糖服，有效。

哮喘秘方

【用法】 白凤仙花一棵，连根叶捣汁，与烧酒等量相和，曝日候温，以手蘸汁拍膏肓穴，初觉微冷，旋热旋辣，继面微痛，乃止。以巾拭干，毋令感风。续行数日，轻者当愈。

【附注】 此方奇妙，在于以药从膏肓穴拍之，颇可试用。

肺痿咳嗽秘方

【用法】 生天冬（捣取汁）、陈酒各一升，饴糖一斤，紫菀四合。上共置铜器中，于汤上煎，可丸服如杏仁一丸，日三服。忌鲤鱼。

肺痿喘嗽秘方

【用法】 用防己末二钱，浆水一钱，煎七分细呷。

华佗养生秘方

肺胀上气秘方

【用法】 患者肺胀气急，咳嗽喘粗，眠卧不得，热极沉重，气似欲绝。宜用：紫菀六分，甘草（炙）八分，槟榔七枚，茯苓八分，葶苈子（炒）三合，上以水六升，煮两升半，去滓，分三服，以快痢为度。

 ## 肺痈咳唾秘方

【用法】 胸中满而振寒，脉数，咽干不渴，时出浊唾腥臭，久久吐脓，如粳米者，是为肺痈之候。治用：桔梗、贝母各三分，巴豆一分（去皮心熬研作脂），捣筛，强人饮服半钱匙，羸人减之。若病在膈上者必吐，膈下者必痢，若痢不止，饮冷水一杯则定。忌猪肉、芦笋等。

【附注】 桔梗载药上行，贝母引药下走。故在膈上者必吐，膈下者必痢也。妙哉！

 ## 肺虚咳嗽秘方

【用法】 木鳖子、款冬花各一两，同为末，每用三钱焚之，吸其烟，良久吐涎，以茶润喉，五六次即愈。

【附注】 今之喷雾熏法，一千七百年前已有烟熏之法。此书诸方法，颇多奇想。

 ## 久嗽喘急秘方

【用法】 知母五钱，杏仁（姜水泡去尖隔纸炒之）五钱，以水一碗半，煎取一碗，食后温服。次以莱菔子、杏仁等分为末，糊丸，每服五十丸，姜汤下。

咳嗽唾血秘方

【用法】 钟乳五两，牡蛎（熬）、桂心各六两，射干、桃仁（去皮尖）贝母、橘皮、百部根、五味子各三两，生姜六两，白石英、半夏各五两，款冬花、甘草（炙）、厚朴（炙）各二两，羊肺一具，先以水二斗三升煮羊肺，取一斗，去肺纳药，取三升，分四服，日三夜一。忌羊肉。

【附注】 脏器疗法，华佗早用之矣。

 肺痈咯血秘方

【用法】 薏苡仁三合捣烂，水二大碗，煎取一碗，入酒少许，分二次服之。

 肺痿咯血秘方

【用法】 防己、葶苈子等分为散。每服一钱，米饮汤下。

 肺损咯血秘方

【用法】 香附一钱为末，米饮汤下，日二服。

 痰中带血秘方

【用法】 款冬花、百合等分为末，蜜为丸如弹丸大。临睡嚼一丸，姜汤下。

 劳心吐血秘方

【用法】 莲心七枚，糯米半两，共为末，陈酒下。

心痛秘方

【用法】 吴茱萸、干姜各一两半，桂心、人参、橘皮、蜀椒、甘草（炙）、黄芩、当归各一两，白术一两，附子（炮）一两半，共捣筛为散，蜜丸如梧桐子，每服五丸。日三服，稍加至十二丸。

【附注】 此方适用于虚寒作痛。

 九种心痛秘方

【用法】 九种心痛者，一虫心痛，二注心痛，三气心痛，四悸心痛，五食心痛，六饮心痛，七冷心痛，八热心痛，九去来心痛，下方悉主之。用：附子（炮）、巴豆仁（去心皮，熬）、人参、生狼毒（炙，令极香）、吴茱萸、干姜各一两，捣末，蜜和丸，如梧子。空腹服三丸，弱者二丸，一日一服。

 诸虫心痛秘方

【用法】 鹤虱、当归、桔梗、芍药、橘皮各八分，槟榔十分，人参、桂心各六分，共捣筛为散，空腹煮姜枣服方寸匙，渐加至二匙。

 卒心痛秘方

【用法】 苦参、龙胆、升麻各二两，栀子仁三两，用苦酒五升，煮取一升。分二服，当大吐乃瘥。

 心背彻痛秘方

【用法】 乌头（炮去皮）、赤古脂、干姜各二分，附子（炮去皮）、蜀椒各一分，上为末，蜜和丸，如麻子。先食服三丸，少少加之。

【附注】 心背彻痛，多属十二指肠球部溃疡，此方亦效。

 久心痛秘方

【用法】 雷丸、鹤虱、贯众、狼牙、桂心、当归各八分，上捣为散，空腹煮蜜水半鸡子许，服方寸匙，日二服。若重不过三服，则瘥。

 腹痛秘方

【用法】 当归三两，甘草（炙）二两，人参、大黄各一两，芍药八分，干姜六分，茱萸五分，桂心三分，以水六升，煮取三升，去渣温服一升，日三服。

肝胃气痛秘方

【用法】 香附子（炒）五两，乌药（炮）二两，共研细末，水醋煮蒸饼和丸梧子大，每服二三钱，白汤下。

心腹俱痛秘方

【用法】 凡心腹俱胀痛，短气欲死，或已绝，取下方服立效。栀子十四枚，豉七合，先以水二升煮豉，取一升二合，去滓，纳栀子，更煎八合，又去滓。服半升，不愈者尽服之。

【附注】 此即张仲景栀子豉汤，治阳明腹满颇效。

 腰痛秘方

【用法】 桑寄生、独活、桂心各四两，黑狗脊、杜仲各五两，附子（炮）、芍药、石斛、牛膝、白术、人参各三两，甘草（炙）二两，芎一两，以水一斗，煮取三升，分三服。

肾虚腰痛秘方

【用法】 丹皮（去心）二分，草薢、白术各三分，以上为散，以酒服方寸匙。亦可作汤服之。

 ## 虚寒腰痛秘方

【用法】 糯米炒热袋盛之，熨痛处。纳用八角茴香研末，酒服下。

 ## 风湿腰痛秘方

【用法】 麻黄（去节）、甘草（炙）各二两，独活、防风、桂心、栝楼、干葛各三两，芍药四两，干地黄五两，生姜六两，以水八升，酒二升，煎取三升，分三服。不瘥重作。

 ## 背热如火秘方

【用法】 用生附子研末，水调敷两足心，立效。

 ## 胸胁痛秘方

【用法】 诃黎勒（炮，去核）四颗，人参二分，捣末，以牛乳二升煮三四沸，顿服之。分为二服亦得。

 ## 胁肋痛秘方

【用法】 胁下偏痛发热，其脉紧弦，此寒也，当以温药下之。方用：大黄三两，细辛二两，附子（炮）三枚，上以水五升，煮取二升，分三服。若强盛入煮取三升半，分为三服。服则如人行四五里，进一服。

诸疝初起秘方

【用法】 鲜地骨皮、生姜各四两，捣成泥，绢包囊上，虽极痒宜忍之。并以连蒂老丝瓜烧存性，研末，每服三钱，热酒下。重者不过二三服，即愈。

热疝秘方

【用法】 痛处如火，溲赤便艰，口干畏热，此热疝也。以芙蓉叶、黄蘗各三钱为末，木鳖子磨醋调涂囊上，极效。

寒疝秘方

【用法】 绕脐苦痛，发时则白汗出，手足厥冷，脉沉弦，此寒疝也。治用：大乌头十五枚，白蜜二斤，先以水三升煮乌头，取二升，去乌头，纳蜜煎令水气尽，得二升。强人服七合，弱人五合。一服不瘥。明日更服。日止一服，不可再也。

【附注】 此《金匮》大乌头煎也，治寒疝腹痛。其分量不同，当临症斟酌之。

心疝秘方

【用法】 病发时心部似被锥刀所刺，或四肢逆冷，或唇口变青。其原由阴气积于内，寒气不散，上冲于心，遂致心痛，故名心疝。治用：芍药、桔梗、细辛、蜀椒、桂心、干姜各三分，附子（炮）一分末之，蜜和丸如梧桐子。服七丸，以酒下，日二服。

疝秘方

【用法】 本症发生时，阴囊肿缒，如升如斗，不痒不痛。得之地气

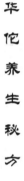

卑湿所生，故江淮之间，湫溏之处，多感此疾。治用：香附二钱为末，海藻一钱煎酒，空心调下，并食海藻。

狐疝秘方

【用法】 狐疝者，其状如瓦，卧则入小腹，行立则出腹入囊中。狐昼出穴而溺，夜入穴而不溺，此疝出入上下往来，正与狐类，故名。方用：杜仲五钱捣汁，以凉水浣之，取汁一碗，纳入参一两，肉桂、桂枝、小茴香、核桃各一钱，水煎服，一服伸出，二服即消，三服痊愈。

横梁疝秘方

【用法】 此疝小腹有块，直冲心胸，妇人患之居多，最难医治。方用：补骨脂一斤，黑胡麻二两，拌炒，去胡麻取补骨脂研末，以酒为丸。服三钱，沸汤下。

统治诸疝秘方

【用法】 诸疝名状不一，其痛在心腹者凡七：曰厥疝，曰症疝，曰寒疝，曰气疝，曰盘疝，曰腑疝，曰狼疝。痛在睾丸者亦七，曰寒疝，曰水疝，曰筋疝，曰血疝，曰气疝，曰狐疝，曰癫疝。下方悉治之：蜀椒四分，桔梗、芍药、干姜、厚朴（炙）、细辛、附子（炮）各二分，乌头（炮）一分，末之。蜜和丸如大豆，服三丸，加至七八丸，日三。

怔忡秘方

【用法】 怔忡之症，扰扰不宁，心神恍惚，惊悸不已。此肝肾之虚，心气之弱也。人参、熟地黄、白芍各一两，生枣仁、麦冬各五钱，玄参一两，白术、白芥子各三钱，水煎服。

心中嘈杂秘方

【用法】　水仙花子、芍药、荷叶同捣末，白汤下，颇效。

癖秘方

【用法】　脏腑摄养乖方，则三焦痞膈，肠胃不能宣行，因饮水浆，便令停滞不散，更遇寒气，积聚而成癖。癖者，谓僻侧在于两胁之间，有时而痛者也。方用：牛膝、枳实（炙）、茯苓、鳖甲（炙）各八分，桔梗、芍药、白术、人参、厚朴（炙）、大黄、桂心、槟榔各六分，捣筛，蜜和丸，空腹温酒，服如梧子二十丸，日二服，渐加至三十丸。

疗症秘方

【用法】　症者由寒温失节，致脏腑之气虚弱，而食饮不消，聚积在内，渐染在生长块段、盘牢不移动，若积引岁月，人则柴瘦，腹转大，遂至于死。治用：射罔二两（熬），蜀椒三百粒，上捣末，以鸡子白为丸，半如麻子，半如赤小豆，先服如麻子，渐服如赤小豆二丸，不治稍增之，以知为度。

【附注】　射罔，即草乌头，毒剧药，故慎用。

暴症秘方

【用法】　患者腹中卒然有物，坚如石，痛如刺，昼夜啼呼，不疗之，百日死。方用：牛膝根二斤，曝令极干，酒一斗，浸之密器中，封口置热灰中温之，令味出。先服五六合，至一升，以意量多少之。

发症秘方

【用法】　此由饮食纳误有头发，随食入胃，成症。胸喉间如有虫上下来去者是也。治用：油煎葱豉令香，二日不食，张口而卧，将油葱豉置口边，虫当渐出，徐徐以物引去之。

 翻胃秘方

【用法】　其症朝食夜吐，心下坚如杯，往来寒热，吐逆不下食，此为寒癖所作，治用：珍珠、雄黄、丹砂各一两，朴硝二两，干姜十累，以上五味捣筛，蜜丸。先食服如梧桐子二丸，少烦者饮水则解之，忌生血物。

 呕吐秘方

【用法】　呕吐病有两种：一者积热在胃，一者积冷在胃。二事正反，须细察之。如属热证，宜用：生芦根、生麦冬（去心）、青竹茹各一升，生姜汁五合，茯苓五两，上以水八升，煮取二升半，去滓，加竹沥六合搅调，分三服，相去如人行十里久，始服一剂。忌醋物。如服前药，未能全除，宜再用：茯苓五两，人参三两，麦冬（去心）一升，生姜六两，青竹茹一升，共捣筛，蜜和为丸，煎芦根汤饮下之。初服十五丸，日二服。稍稍加至三十九，如梧桐子大。如系冷证，宜用：半夏、小麦面各一升，先捣半夏为散，以水溲面，丸如弹子大，以水煮令面熟，则是药成。初吞四五丸，日二服。稍稍加至十四五丸，旋煮旋服，病自渐减。又如服前药，病虽渐减，惟病根不除，欲多合煎丸，又虑毒药，不可久服。可改用：人参、白术各五两，生姜八两，厚朴（炙）、细辛各四两，橘皮三两，桂心二两，捣筛蜜和丸，如梧桐子，饮下之。初服十丸，日再。稍加至二十丸。若与半夏丸间服，亦得。忌桃、李、羊肉、雀肉、生葱、生菜。

 干呕秘方

【用法】　干呕者，胃气逆故也。但呕而欲吐，吐而无所出，故云干呕。治用：生葛根绞取汁，服一升。

饥饿呕吐秘方

【用法】 用蜀椒煮汁，温服立效。

 呕吐清水秘方

【用法】 用干蕲艾煎汤啜之，立愈。

 呕吐酸水秘方

【用法】 黑山栀三钱，煎浓汁入生姜汁少许，和服。或以：黄连六分，吴茱萸粉，煎汤饮。

 吐血秘方

【用法】 生地黄、当归各一两，川芎、元参各五钱，黄芩、三七各三钱，甘草、荆芥各一钱，水煎服。或用鲜生地黄汁一碗，调三七末三钱，炮姜炭末五分，服一剂即止血，极神效。

 五嗝秘方

【用法】 五嗝者，谓忧嗝、恚嗝、气嗝、寒嗝、热嗝是也。方用：麦冬（去心）十分，蜀椒、远志、附子（炮）、干姜、人参、桂心、细辛各六分，甘草（炙）十分，捣筛，蜜和丸如弹子。以一枚着牙齿间含，稍稍咽汁，日三服。

 七气秘方

【用法】 七气者，谓寒气、热气、怒气、恚气、喜气、忧气、愁气是也。此七气为病，皆生积聚，坚牢如杯，心腹绞痛，不能饮食，时去时来，发则欲死。方用：紫菀、前胡、半夏、细辛、丹参、茯苓、川芎、桃仁（去皮尖）吴茱萸、桂心、桔梗、石膏各三分，干姜、蜀椒各二分，人参、甘草、防葵各四分，乌头（炮）、大黄各三分，石菖蒲三分，捣筛为末，蜜和丸，酒服如梧桐子三丸，日三。加至十丸。一方去半夏，加甘遂三分。

五噎秘方

【用法】 五噎谓气噎、忧噎、食噎、劳噎、思噎等是也。皆由阴阳不和，三焦隔绝，津液不行，忧恚嗔怒所生。谓之噎者，言噎塞而不通也。方用：干姜、蜀椒、食茱萸、人参、桂心各五分，细辛、白术、茯苓、附子（炮）各四分，橘皮六分，捣筛以蜜和为丸，如梧桐子，酒下三服，日再。

痞疾秘方

【用法】 皂矾六两（醋炒九次），没药三两（炒去油），共为末，枣肉为丸，空腹汤下七丸，七日有效。或用：五灵脂、香附各一斤，黑白丑各二两，共捣末，半炒熟，半生用，醋和丸，日服三钱。

痞积秘方

【用法】 桔梗、枳壳等分，水煎温服，有效。

呃逆秘方

【用法】 用黄连一钱，紫苏叶八分，水煎服，极神效。

阴寒呃逆秘方

【用法】 乳香、硫黄、陈艾各二钱，捣末，以陈酒煎数沸，乘热嗅之。外以生姜擦当胸，极效。

消渴秘方

【用法】　消渴者，谓渴而不小便也。由少服五石诸丸散，积久经年，石势结于肾中，使人下焦虚热；及至年衰血气减少，不能制于石，石势独盛，则肾为之燥，故引水而不小便也。方用：麦冬、茯苓、黄连、石膏、葳蕤各八分，人参、黄芩、龙胆各六分，枳实五分，升麻四分，生姜、枸杞子、栝楼根各十分，为末，蜜丸如梧桐子大，以茆根一升，粟米三合，煮汁服十丸，日再。若渴则与此。饮大麻亦得。

【附注】　今人无服五石者，亦无此症。

内消秘方

【用法】　本症之原，当由热中所致，小便多于所饮，令人虚极短气，食物皆消作小便，而又不渴。此病虽稀，极属可畏。宜急用：枸杞枝叶一斤，栝楼根、黄连、石膏各三两，甘草（炙）二两，前五味以水一斗，煮取三升，去滓，分温五服，日三夜五。困重者多合，渴即饮之，若恐不能长愈，可改用：铅丹二分熬则研入，栝楼根、甘草（炙）各十分，泽泻五分，胡粉二分熬研入，石膏、白石脂、赤石脂各五分，捣研为散，水服方寸匙，日三服。少壮人一匙半，患一年者，服之一日瘥；二年者，二日瘥；丸服亦佳，一服十丸，以瘥为度。此方用之如神。忌海藻、菘菜。

寒泻秘方

【用法】　寒泻一名鹜溏。其原为脾气衰弱，及寒气在下，遂致水粪并趋大肠，色多青黑，宜温之。春夏宜用：川桂枝、白芍药、白术各半两、甘草（炙）二钱，水煎服。秋冬宜用：白芍药、白术各三钱，干姜（炮）半两，甘草（炙）二钱，甚者则除去干姜，加附子三钱。

热泻秘方

【用法】 热泻者，夏月热气，乍乘太阴，与湿相合，如水之注。故一名暴泻。其候腹痛自汗，烦渴面垢，脉洪数或虚，肛门热痛，粪出如汤。方用：香薷一斤，白扁豆（微炒）半斤、厚朴（去皮姜汁炙熟）半斤。上研末，每服三钱，水煎服。

 ## 久泻秘方

【用法】 久泻不止，由于有陈积在肠胃之间，积一日不去，则泻一日不止。治宜先去陈积，而后补之。方用：厚朴、干姜、甘草、桂心、附子各二两，大黄四钱。上细锉，先以前五味用水二升半煎八合，并将大黄切碎，水一碗，渍半日，煮汤与前汁相和，再煎取六合，去滓，分三服，一日服尽。

 ## 肾泻秘方

【用法】 肾泻者，五更溏泻也。其原为肾阳虚亏，即不能温养于脾，又不能禁锢于下，故遇子后阳生之时，其气不振，阴寒反胜，则腹鸣奔响作胀，泻去一二行乃安。此病藏于肾，宜治下，而不宜治中。方用：肉豆蔻、五味子各二两，吴茱萸一两，补骨脂四两，生姜八两，红枣一百枚。上捣末，以蒸熟枣肉和丸，如梧桐子大。每服五七十丸，空心或食前热汤下，晚食前更进一服。

【附注】 治肾泻之四神丸，见《证治准绳》，其来源乃在此书。

 ## 飧泄秘方

【用法】 飧泄者，完谷不化也。脾胃气虚，不能熟腐水谷，故食物完出也。治用：人参、茯苓、川芎、官桂、当归、白芍、白术各等分，每服二钱，加粟米百粒，与水一升同煎，取七合，去滓，空腹温服。若虚劳嗽，加五味子。有痰加半夏，发热加柴胡，有汗加牡蛎，虚寒加附子或干姜。

暑泻秘方

【用法】　暑泄，一名伏暑泄泻。治用：白术一两，车前子五钱，此二味，姜水煎服，神效。

便血秘方

【用法】　便血，一名肠风，又名肠红。其原为湿热相侵，或酒毒深结，非逐去其湿热酒毒，而徒用止涩之剂，未见其能济。方用：熟地黄一两，地榆、白芍、当归、黄连各三钱，甘草、葛根各一钱，柞木枝五钱，水煎服。第一剂下血必更多，二剂略少，三剂痊愈。

大便秘涩秘方

【用法】　本症之原，为三焦五脏不和，冷热之气不调，热气偏入肠胃，津液竭燥，故令糟粕痞结，壅塞不通也。方用：大黄三两，甘草（炙）一两，栀子二七枚，以水五升，煮一升八合，分三服。

老人虚秘秘方

【用法】　肉苁蓉（酒渍焙）二两，沉香末一两，二味捣末，用麻子仁汁为丸，如梧桐子，白汤下七八丸。

脱肛秘方

【用法】　磁石（研）四两、桂心一尺、猬皮（炙黄）一枚，捣筛为散，服方寸匙，一日服十次。即缩，勿举重，须断房室，周年乃佳。

肛门肿痛秘方

【用法】 用马齿苋叶，三叶酸草各等分，水煮汤薰洗，一日二次，极有效。

【附注】 三叶酸草，即酢浆草，到处有之。见《本草纲目》。

肛门奇痒秘方

【用法】 蛇床子、楝树根各三钱，防风二钱，甘草一钱，皂角五分。上捣末，蜜炼条，塞入，二次即愈。

肛门虫蚀秘方

【用法】 蜣螂虫七枚，新牛矢五钱，羊肉一两（炒黄）。上捣成泥，为丸，如弹丸大，烘热绵裹，塞入，半日虫出。

【附注】 即蛲虫，多则肛门作痒，此方可治。

九虫秘方

【用法】 九虫者：一曰伏虫，二曰蛔虫，三曰白虫，四曰肉虫，五曰肺虫，六曰胃虫，七曰弱虫，八曰赤虫，九曰蛲虫。此诸虫皆依肠胃之间，若脏腑气实不为害，虚则能侵蚀。方用：贯众、石蚕各五分，狼牙四分，藜芦二分，蜀漆（炙）六分，僵蚕三分，雷丸六分，芫荑四分，厚朴三分，槟榔六分，共捣末，蜜为丸，空腹暖浆水下三十丸，日三。不治，稍稍加之。

蛔虫秘方

【用法】 蛔虫长一尺，亦有五六寸者，发动时腹中作痛，口多涎沫，及吐清水，贯心则杀人。治用：酸石榴根二升（东引入土五寸者），槟榔十枚，上以水七升，煮取二升半，去滓，着少米煮稀粥，平旦空腹食之，少间虫即死。（此方甚妙。）

寸白虫秘方

【用法】　寸白虫，长一寸而色白，形小褊，乃饮白酒以桑枝贯牛肉炙食之，及食生鱼后，即饮乳酪而生者。其发动则损人精气，腰脚疼弱。治用：酸石榴根（东引者）一大握，芜荑三两，牵牛子半两（熬末），以水六升，先煮前三味，得二升，去滓，分三服，则和牵牛子末，每服如人行五里，更服尽，快痢，虫亦尽死出。

蛲虫秘方

【用法】　蛲虫形甚小，状如菜虫，居胴肠之间，多则为痔，剧则为癞，因人疮处即生诸痈疽、癣瘘、病疥，无所不为。治用：芫花、狼牙、雷丸、桃仁、捣为散，宿勿食，平旦以饮服为寸匙，当下虫也。

【附注】　胴（洞），李时珍曰"胴即广肠也"。

关格不通秘方

【用法】　吴茱萸（熬）一升，干姜、大黄、桂心、当归、甘草（炙）、川芎各二两，雄黄三分（研），珍珠一分（研），人参、细辛各四两，桃白皮一握，以水一斗煮取三升，去滓，纳雄黄、珍珠末，酒一升，微火煮三沸。服一升，得下即止，不必尽也。每服如人行十里久进之。

【附注】　关格是指由于脾肾阴阳衰惫，气化不利，湿浊毒邪犯胃而致的以小便不通与呕吐并见为临床特征的一种危重病证。

小便不通秘方

【用法】　本症之原因，为膀胱之气化不行，其候少腹胀气急，甚者水气上逆，令人心急腹满，乃至于死。治用：人参、莲心、茯苓、车前子、王不留行各三钱，甘草一钱，肉桂三分，白果二十枚，水煎服，一剂即如注。

老人尿闭秘方

【用法】 黄芪（蜜炒）二钱，陈皮（去白）一钱，甘草八分，水一升半，煎八合，顿服。有效。

小便频数秘方

【用法】 本症之原因，为膀胱与肾俱虚，有客热乘之所致。治宜用：黄连、苦参各二分，麦冬（去心）一两，土瓜根、龙胆各一分，捣筛，蜜丸如梧桐子，每服十丸，加至二十丸。

小便过多秘方

【用法】 补骨脂（酒蒸）十两，茴香（盐炒）十两，共为末，酒糊丸，梧桐子大，盐汤下百丸，颇效。

小便不禁秘方

【用法】 菟丝子（酒渍）二两，蒲黄、黄连各三两，硝石一两，肉苁蓉二两，五味子、鸡肚胵、中黄皮（炙）各三两，捣筛为散，每服方寸匙，日三服。每服如人行三四里，又服。

遗尿秘方

【用法】 用羊肚系盛水令满，急系两头，煮熟，开取水，顿服之，立瘥。

溺血秘方

【用法】　菟丝子、蒲黄、干地黄、白芷、荆实、葵子、败酱草、当归、茯苓、芎各二两，捣为末，白蜜如丸如梧桐子，饮服二丸，日三服，不治加至五六丸。

诸淋秘方

【用法】　虫（熬）五分，斑螯（去足熬）二分，地龙（去足熬）二分，猪苓三分，为末，每服四分匙，小麦汁下，日三夜二。有热者，去猪苓，服药二日后，以器盛小便，当有所下。肉淋则下碎肉，血淋下如短绳，若如肉脓，气淋下如羹上肥，石淋下石或下砂，剧者十日即愈。

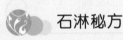

石淋秘方

【用法】　石淋者，淋而出石也。其症小便则茎里痛，溺不能卒出，痛引小腹膀胱，里急，砂石从小便导出。甚者塞痛，令闷绝。方用：柏子仁、芥子、滑石各等分，捣为末，以米汁饮服方寸匙，三服当效。

热淋秘方

【用法】　热淋者，三焦有热气，搏于肾，流入于胞而成淋也。治用：滑石二两，栝楼三两，石苇（去毛）二分，为散，以大麦粥清，服方寸匙，日三服。

血淋秘方

【用法】　血淋者，热在下焦，令人淋闭不通，热盛则搏于血脉，血得热而流溢，入于胞中，与溲便俱下，故为血淋也。治用：白茅根、芍药、木通、车前子各三两，滑石、黄芩各一两五钱，乱发（烧灰）、冬葵子（微炒）各五钱，上八味捣筛，每服三钱，水煎温服，日三服。

 ### 劳淋秘方

【用法】　劳淋者，谓劳伤肾气而生热成淋也。其状尿留茎内，数起不出，引少腹痛，小便不利，劳倦即发，故云劳淋。方用：滑石三分，王不留行、冬葵子、车前子、桂心、甘遂、通草各二分，石苇（去毛）四分，为散，以麻子粥和服方寸匙，日三服，尿清瘥。

 ### 气淋秘方

【用法】　气淋者，气闭不能化水，病从肺而及于膀胱也。其候小腹满，气壅，小便涩而有余沥，治宜以清肺金为主。方用：沉香、石苇（去毛）、滑石、王不留行、当归各五钱，冬葵子、白芍各七钱五分，橘皮、甘草各二钱五分，为散，每服二钱，前大麦汤下。

 ### 膏淋秘方

【用法】　膏淋者，小便肥浊，色若脂膏，故名。一名肉淋，其原因由于肾血不能制于肥液，故与小便俱出也。治用：磁石（火煅醋淬三七次）、肉苁蓉（酒浸切焙）、泽泻、滑石各一两，为末，蜜丸梧桐子大，每服三十丸，温酒下不拘时。如脐下妨闷，加沉香一钱，以行滞气。

 ### 遗精秘方

【用法】　本症之原因，为肾水耗竭，上不能通于心，中不能润于肝，下不能生于脾土，以致玉关不闭，无梦且遗。法当大剂补肾，而少佐以益心益肝益脾之品。方用：熟地黄一两，枣仁、薏苡仁各五钱，山茱萸四钱，茯苓、白芍、当归各五钱，茯神二钱，北五味、白芥子各一钱，肉桂、黄连各三分，水煎服，一剂即止，十剂痊愈。

心虚遗精秘方

【用法】　本症之外表，虽属于肾火之虚，然究其根源，实不得不推原于心君之虚。故宜心肾交补，乃能水火相济。方用：熟地黄八两，山药、山茱萸、白术各四两，人参、茯苓、麦冬、巴戟天、肉苁蓉各三两，肉桂、北五味、远志、枣仁（炒）、柏子仁、杜仲、破故纸各一两，砂仁五钱，附子一枚，鹿茸一副，紫河车一具，捣末，蜜和丸，汤下二三十丸，日再服。

阴虚梦遗秘方

【用法】　熟地黄、山药、芡实、白术各八两，山茱萸、炒枣仁各四两，北五味、麦冬、车前子、茯苓各三两，远志一两，捣为末，蜜和丸，热汤下一两，日一次。

虚劳失精秘方

【用法】　人参二两，桂心、牡蛎、薯蓣、黄柏、细辛、附子（炮）苦参各三分，泽泻五分，麦冬（去心）、干姜、干地黄各四分，菟丝子二分，捣合，蜜为丸，酒服如梧桐子大三丸。

虚劳尿精秘方

【用法】　本症为肾气衰弱所致，肾藏精，其气通于阴，劳伤肾虚，不能藏其精，故因小便而精液出也。治用：韭子（熬）、麦冬（去心）各一升，菟丝子、车前子各二两，芎二两，白龙骨三两，捣服，酒服方寸匙，日三。不治稍稍增之，甚者夜一服。

强中秘方

【用法】 强中者谓强阳不倒，此虚火炎上，而肺金之气不能下行故也。治用：元参、麦冬各三两，肉桂三分，水煎服即愈。他日并可重整戈矛，再圆欢合。

 阳痿秘方

【用法】 熟地黄一两，白术五钱，山茱萸四钱，人参、枸杞子各三钱，肉桂、茯神各二两，远志、巴戟天、肉苁蓉、杜仲各一钱，水煎服，一剂起，二剂强，三剂妙。

 脱精秘方

【用法】 男女交感乐极，一时精脱，不能制止。此时切不可离炉，仍然搂住，男脱则女以口哺送热气，女脱男亦如之。则必能阳气重回，并急用人参数两，附子一钱煎汁，乘热灌之。后再用：人参、黄芪各三两，熟地黄、麦冬各一两，附子、北五味各一钱，水煎服。

【附注】 脱精之症，确实有之。其处置方法亦其好。其他医书极少见之。

 阳缩秘方

【用法】 人参、干姜各五钱，白术三两，附子一两，肉桂六钱，急以水煎汁服之，立效。

 阴肿秘方

【用法】 雄黄一两，研碎，绵裹，甘草一尺，水二升，煮取二升，洗之。

阴囊湿痒秘方

【用法】　乌梅十四枚，钱四十文，盐三指撮，前三味，以苦酒一升，于铜器中浸九日，洗之效。

囊痈秘方

【用法】　本症由肝肾阴虚，湿热下注所致，虽与疝气相类，惟痈则阴囊红肿，内热口干，小便赤温，疝则小腹痛，牵引肾子，少热多寒，好饮热汤，此其异耳。初起时即宜用：川芎、当归、白芍、生地黄、柴胡、胆草、栀子、天花粉、黄芩各一钱，泽泻、木通、甘草各五分，清水二碗，煎取一碗，食前服之。

子痈秘方

【用法】　子痈者谓肾子作痛，溃烂成脓，不急治愈，有妨生命。方用：川楝、秦艽、陈皮、赤芍、甘草、防风、泽泻各一钱五分，枸橘一枚，水煎服，一剂即愈。

【附注】　枸橘，北方多以盆栽，置于室中，谓之看橘。南方可作藩篱，植庭院。

头风秘方

【用法】　附子一枚（炮裂），盐一撮（如附子大），二味作散，沐头毕，以方寸匙摩顶，日三。或服愈风散，亦效。

头痛秘方

【用法】　蔓荆子、白芷、甘草、半夏、细辛各一钱，川芎五钱，以酒煮，一醉即愈，不治再服。

【附注】 《辨证录》仅用川芎、白芷、细辛三味，川芎量较大，服之有效。其来源于此见之。

 ## 脑痛秘方

【用法】 柴胡、郁李仁、麦冬各五钱，辛夷、桔梗各三钱，白芍三两，甘草一钱，水三碗，煎汁，加陈酒一升，乘热饮之，以醉为度。

 ## 偏头痛秘方

【用法】 川芎、朱砂（水飞纳一两为衣）、石膏、龙胆各四两，人参、茯苓、甘草（炙）、细辛各二两，生犀角、栀子各一两，阿胶（烊）一两半，麦冬（去心）三两，研为末，蜜丸弹子大，酒下一丸，神效。

 ## 雷头风秘方

【用法】 本症因头痛而起核块，或头中如雷之鸣，盖为邪风所客，风动则有声也。治法轻则用：连翘、黄芩、黑山栀、犀角、牛蒡子各一钱，薄荷七分，桔梗五分，等散之。重则用：瓜蒂、好茶各等分，共为末，每服二钱，荠汁调，空腹服，取吐。并用：大黄、黄芩各二两，牵牛、滑石各四两，黄连、薄荷叶、川芎各半两，上为末，水为丸，梧桐子大，食后温汤下五十丸。

 ## 湿热头痛秘方

【用法】 本病因湿与热合，交蒸互郁，其气上行，与清阳之气相搏，则作痛也。治宜用：羌活、防风各一两，柴胡七钱，川芎五钱，甘草（炙）一两半，黄连（炒）一两，黄芩（一半炒一半酒制）和三两，上为末，每服二钱，入茶少许，汤调如膏，抹在口内，少用白汤送下。

风热头痛秘方

【用法】 菊花、石膏、川芎，等分为末，每服钱半，茶调下。

 眩晕秘方

【用法】 本症由血气虚，风邪入于脑，而引目系故也。盖脏腑之精气皆上注于目，血气与目并上为系，上属于脑，后出于项。中逢身之虚，则为风邪所伤，入脑则脑转，而目系急，故成眩也。治用：人参、当归、防风、黄芪、芍药、麦冬各一两，独活、白术、桂心各三两，以水三升，煮取一升，分三服。

 头鸣秘方

【用法】 患者头部觉如虫蛀，其名曰天白蚁。治用：药叶、黑芝麻、牡丹皮、栀子，各等分捣末，蜜和丸，梧桐子大，陈细茶煎汤下二十丸。不治稍稍加至四十丸。

【附注】 药叶不知何物，疑误荷叶的误排。

 紧唇秘方

【用法】 患者唇部微肿湿烂，或冷或热，乍瘥乍发，积年累月，不易告痊。亦名沉唇，又名茧唇。方用：石硫黄、白矾、朱砂、麝香、黄柏各一分，共研瓷钵中，用腊月豚脂和如泥，先拭净涂之。日三五，以瘥为度。甚良。

 唇菌秘方

【用法】 患者唇一时翻突，肿起如菌，症极危急，宜速灸两手少商穴。并以蚯蚓十条，吴茱萸二钱，研末，加灰面少许，热醋调敷两足心，以布包裹，二三时更易，以愈为度。

 人中肿大秘方

【用法】 生蒲黄二钱，黄连、龙脑各一钱，共捣末，麻油调敷，极效。

 口疮秘方

【用法】 龙胆、黄连、升麻、槐白皮、大青各二两，苦竹叶一升，白蜜半升，水五升，煮取一升，去滓，下蜜，煎之，敷患处，取瘥即止。

 口臭秘方

【用法】 桂心、甘草、细辛、橘皮各等分，前四味捣筛，以酒服一钱匙，瘥止为度。

 口干秘方

【用法】 酸枣（去核）一升，酸石榴子五合，干葛三两，乌梅（去核）五合，麦冬（去心）四两，覆盆子三合，甘草（炙）、栝楼各三两，此八味，捣，以蜜为丸如枣核大，以润为度。

 舌肿秘方

【用法】 以蒲黄频刮舌上，肿自退。俟能咽，再以黄连煎汁饮之，即愈。

 舌缩秘方

【用法】 独活、川芎各三两，天雄、防风各一两，蜀椒二合，莽草十叶，细辛、桂心各一两，苦李根皮三两，豚脂二两，先用苦酒浸各药一宿，次以豚脂微火煎之，去滓成膏，绵裹少许，含于舌下。

 舌疮秘方　▶▶▶

【用法】　柴胡、升麻、栀子仁、芍药、通草各四两，黄芩、大青、杏仁（去皮尖）、生姜各三两，石膏八两，以水一斗，煎取三升半，分四服，日三夜一。

 舌血秘方　▶▶▶

【用法】　木贼草煎汤漱之，立止。

 舌断秘方　▶▶▶

【用法】　舌被咬断，急用人参一两，煎汁含漱，历半日，再以龙齿末，血竭各三分，人参末、麦冬末各一两，龙脑二分，土狗一枚，地虱十枚，焙干为末，存性，于含漱既了，即以舌之。伸出口外，三次即能生肉。

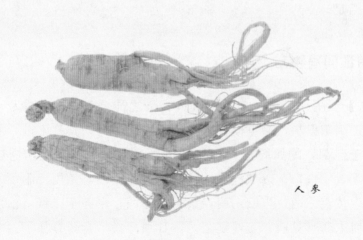

人参

神医华佗外科秘方

阳证痈疽秘方

【用法】　凡阳证痈疽，发生时必突起分余，其色红肿发光，疼痛呼号。若在五日之内，犹可内散。方用：金银花四两，蒲公英二两，生甘草二两，当归二两，天花粉五钱，水煎服，一剂即消，二剂痊愈。若未服败毒之散，已在五日以外，致成脓奔溃，必用金刀，去其口边之腐肉，使内毒之气不藏。刀长凡三寸，宽约三分，两面之锋俱利，勘定患部，一刀直画，成十字形，以末药敷于膏药之上，贴上即能止痛。三日之内，败脓尽出，即消灭于无形矣。大约膏药一枚，需用末药二钱。其末药方为：人参一两，龙脑一钱，乳香（去油）一钱，透明血竭五钱，三七末一两，儿茶一两（水飞过去砂用），倍子一两，藤黄三钱，贝母二钱，轻粉一钱，各研成极细末，以无声为度。内用煎方：当归一两，黄芪五钱，人参一钱，荆芥一钱，金银花二两，生甘草三钱，用水煎服，二剂已足。

阴证痈疽秘方

【用法】　阴证痈疽，多生于富贵膏粱之徒，急功好名之辈。其人因心肾不交，阴阳俱耗，又重以忧愁抑郁，怫怒呼号，其气不散，乃结成大毒。任生于何部，均属险症。初起时色必黑暗，痛不甚剧，疮口亦不突起，或现无数小疮口，以欺世人，且觉沉沉身重。宜急用：附子三钱，人参三两，生黄芪三两，当归一两，金银花三两，白芥子二钱，治之。外用膏药加生肌末药（见前）五钱贴之，一日须两换。膏药方如下：金银花一斤，生地黄八两，当归三两，川芎二两，牛膝一两，丹皮一两，麦冬三两，生甘草一两，荆芥一两，防风五钱，黄芪三两，茜草根五钱，人参五钱，玄参五钱，用麻油五斤，煎数沸。将药渣漉出，再熬，将珠，再入后药。广木香一两，黄丹二斤（砂炒），没药一两，乳香一两，血竭一两，象皮（为末）五钱，麝香一钱，各为细末，入油中少煎，藏瓷罐内候用。每一个约用两余。若系背疽，须用二两以上（将珠，熬膏药至滴水成珠为度）。

背痈秘方

【用法】 背痈初起时，若审系阳证，宜用忍冬藤二两，茜草三钱，紫花地丁一两，贝母三钱，甘菊花三钱，黄柏一钱，天花粉三钱，桔梗三钱，水煎服。一剂轻，二剂消，三剂痊愈。如系阴证，则用人参二两，黄芪二两，金银花半斤，附子一钱，荆芥（炒黑）三钱、柴胡二钱，白芍一两，天花粉五钱，生甘草五钱，水十余碗，煎汁两碗，分前后二次服之。则阴必变阳而作痛，再剂而痛消，数剂而痊愈矣。若已经溃烂，洞见肺腑，疮口不收，百药敷之，绝无一验，此方治之神效。再用麦

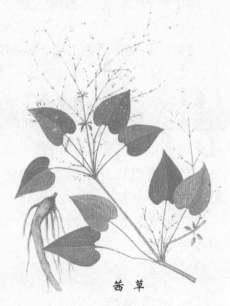

茜草

冬一两，熟地黄二两，山茱萸一两，人参五钱，肉桂一钱，当归一两，忍冬藤一两，白术五钱，水煎服，五剂痊愈。

脑痈秘方

【用法】 脑痈发于泥丸宫，在头顶之上，倘色如葡萄之紫，疮口不一，或如碎粟，四围坚硬，疮顶色红赤不黑，是为阳证，尚可医疗。若色紫而黑暗无光，神情闷乱，不知人事者，是为阴证，十死其十，百死其百。必须于五日之前，以大剂煎饮，或尚有生机，过此则生死难言矣！方

用：金银花八两，玄参三两，黄芪四两，麦冬三两，人参二两，先用水十大碗，将金银花煎汤，再煎前药至二碗，一日服二次，连服四日，其痛渐愈。改用十全大补汤，重四两与之。又改用八味地黄汤，恣其酣饮，可获痊愈，是为九死一生之治法。此外可于未溃败时，或用川芎一两，玄参二两，金银花二两，山茱萸一两，麦冬一两，贝母三钱，蔓荆子二钱，用水三大碗，煎服之，即消。最多二剂痊愈。

脑后痈 （一名落头疽） 秘方

【用法】　脑后痈生于玉枕部，亦有阳证阴证之别。其为患虽较脑痈为轻，然医不得法，即腐烂落头而死，故有落头疽之名。凡属阳证，其形高突红肿。可用：金银花二两，蒲公英一两，生甘草三钱，用水三碗煎八分，服下。未破者二剂即消，已破者，必须三服，始脓尽肉生。若系阴证，则其旁必有无数小疮，先痒后痛。遂至溃烂，肿而不甚高突，色必黑暗，身体沉重，困倦欲卧，呻吟无力。可用人参一两，生黄芪一两，当归一两，金银花二两，白芥子三钱，肉桂一钱，炒白术一两，用水煎服，一剂血止，二剂肉生，三剂口小，四剂皮合，又二剂痊愈。

腰痈秘方

【用法】　腰痈发于软肋下，近腰之部，宜合阴阳两性治之。方用：白术一两，杜仲一两，当归一两，金银花三两，防己一钱，豨莶草三钱，水煎服。

肺痈秘方

【用法】　用玄参二两，麦冬三两，生甘草五钱，金银花十两，水煎服，一剂痛减，二剂内消。

肝痈秘方

【用法】　白芍三两，当归二两，炒栀子三钱，生甘草三钱，金银花十两，水煎服，约两剂而愈。

肠痈秘方

【用法】　肠痈生于大小肠之间，其症口渴，小便如淋，时时汗出，小腹肿痛，手不可按。又生于大肠者，左足屈而不伸；生于小肠者，右足屈而不伸。方用：金银花八两，煎水二碗，当归一两，地榆一两，薏苡仁五钱，用水十余碗煎作二碗，同金银花分作二服，上午一服，临睡一服，二剂而愈。凡肠痈必须内消，而火邪甚急，非杯水可救，必须大剂始效。然大剂败毒，恐伤元气，惟金银花败毒而又补阴，故可重用。若用之过少，反无效矣。

脐后痈秘方

【用法】　脐后痈发于背下命门之穴，与脐正对。其症为真火衰弱，邪火炽盛，非大补其水，则邪火不散，毒无自消。初发之时，尚未溃败。宜用金银花五两，豨莶五钱，熟地黄一两，白术一两，黄柏三钱，车前子三钱，先用水十碗，煎金银花至四碗，乃分之为二。先以二碗煎前药得一碗，空腹饮之。少顷，再将前汁二碗，更煎药滓得一碗服之，连服二剂。如已溃烂者，宜改用人参三两，白术五两，肉桂三钱，附子一钱，山茱萸一两，北五味子三钱，金银花三两，茯神三钱，水十碗，煎汁一碗，服之。

悬痈秘方

【用法】　悬痈，一名骑马痈，俗名偷粪老鼠。多因嗜色忍精而发。

方用：金银花四两，蒲公英二两，人参一两，当归一两，生甘草一两，大黄五钱，天花粉二钱，水煎服，一剂即消，二剂痊愈。

 ## 牛头痈秘方

【用法】 生于膝上，红肿而痛，一名膝痈。方用：生黄芪四钱，当归一两，金银花一两，茯苓三钱，薏苡仁五钱，牛膝三钱，地榆一钱，白术三钱，天南星一钱，生地黄五钱，水数碗，煎一碗，空腹服之。

 ## 多骨疽秘方

【用法】 生于大腿之中，痈生之后，其口不收，腐烂之中，忽长一骨，疼痛难忍，俗以为骨，实为湿热之毒所化。内服用：茯苓一两，车前子一两，金银花三两，牛膝五钱，紫花地丁一两，水煎服，六剂骨消，再十剂而痊愈。

 ## 脱骨疽秘方

【用法】 此症发生于手指或足趾之端，先痒而后痛，甲现黑色，久则溃败，节节脱落。宜用极大生甘草，研成细末，麻油调敷极厚，逐日更换，十日而愈。内服药用：金银花三两，玄参三两，当归二两，甘草一两，水煎服，连服十剂当愈。

 ## 痈肿无头秘方

【用法】 以蛇蜕烧灰，和猪油涂之，极效。

 ## 石疽秘方

【用法】 此症肿不变色，漫肿疼痛，坚硬如石。捣生商陆根加盐少许敷之，即效。

瘭疽秘方

【用法】 以射干、甘草、枳实、升麻、干地黄、黄芩各八分，麝香二分，前胡三分，犀黄六分，大黄一钱，以水煎之，约三剂可愈。

甲疽秘方

【用法】 本症之发生，原于剪甲伤肌，或甲长侵肉，致使气血阻遏而不通，久之腐溃而生疮泡。或赤肉突出，指甲肿痛。治法宜剔去指甲，则不药而愈。或以草乌五钱，白丑一两，龙骨二钱五分，共捶碎，再用全文蛤四两，同炒至焦黑色，以五倍子为末，用麻油敷之，湿则干拭。

乳痈秘方

【用法】 本症初起时发寒热，先痛后肿。方用贝母三钱，天花粉一钱，蒲公英一两，当归一两，生甘草二钱，穿山甲一片为末，水煎服，一剂即消。

井疽秘方

【用法】 井疽发于胸部，此症必须早治，若下入于腹必死。用人参一两，茯苓五钱，麦冬五钱，熟地黄一两，山药一两，芡实一两，甘菊花五钱，芍药五钱，忍冬藤二两，远志三钱，天花粉三两，王不留行三钱，水数碗，煎一碗，一气饮之，二剂必愈。倘已溃烂，必须多服。

缩脚疽秘方

【用法】 生于大腿外侧，以大戟甘遂研末，用白蜜调敷。内服用熟地黄一两，鹿角胶三钱，肉桂一钱，甘草一钱，麻黄五分，炮姜五分，水煎服，四五剂可愈，不可开刀，若开刀则必成缩脚。

小腹疽秘方

【用法】　本症由七情六欲而生，部位在脐下气海穴（一寸五分），或关元穴（二寸），或丹田穴（三寸），依痈毒阴疽法，治之可愈。

瘿秘方

【用法】　瘿与瘤不同，瘿连肉而生，根大而身亦大。瘤则根小而身小。瘿之种类甚多，形亦各异，然皆为湿热之病，由小而大，由大而破，由破而死。初起时宜用小刀割破，略出白水，以生肌散敷之，立愈。生肌散制法如下：人参一钱，三七三钱，轻粉五分，麒麟血竭三钱，象皮一钱，乳香一钱，没药一钱，千年石灰三钱，广木香一钱，冰片三分，儿茶二钱，各为极细末，研无声为度。合时须用端午日，不可使人见。若瘿已失治，形已渐大，宜用点药点其陷处，半日作痛，必然出水。点药用：水银一钱，硼砂一钱，鹊粉一钱，轻粉一钱，莺粪一钱，冰片五分，樟脑五分，绿矾一钱，皂矾一钱，麝香三分，共研之极细，一日点一次，三日后再以人参三钱，茯苓五钱，薏苡仁一两，泽泻二钱，猪苓一钱，黄芪一两，白芍五钱，生甘草一钱，陈皮一钱，山药三钱，水煎服十剂全消，须忌房事一月，否则必破，不能收口，终身成漏。

腋下瘿瘤秘方

【用法】　以长柄壶卢烧存性，研末擦之，以消为度。或加麻油调敷，尤效。

粉瘤秘方

【用法】　粉瘤初生时宜即治，否则日渐加大，受累不堪。先用艾灸十数壮，再以醋磨雄黄涂纸上，剪如螺靥大贴灸处，外更贴以膏药，一二日一换。必挤尽其中粉浆，敷以生肌散自愈。

 ## 发瘤秘方

【用法】　发生于耳后发下寸许，按之不痛，用针刺破挤尽粉发，用生肌散敷之立愈。

 ## 物瘤秘方

【用法】　物瘤其根甚大，最称难治，不时而动，无故自鸣。或如鸟号，或如虫鸣。必须用刀破其中孔，则物自难居，必突围而出。后用生肌散敷之。

 ## 筋瘤秘方

【用法】　筋瘤无甚大害，本可置之不治。若妄用刀针，往往伤筋，反至死亡，故最忌刀割。若必欲割去，须于初生之日，以芫花煮细扣线系之，日久自落。

 ## 骨瘤秘方

【用法】　骨瘤生于皮肤之上，按之如有一骨生于其中。不可外治。宜用：乌刨鱼骨一钱，白石英二分，石硫黄二分，钟乳三分，紫石英二分，干姜一钱，丹参八分，琥珀一钱，大黄一钱，附子三分，石矾一钱，水煎服。十剂全消。

 ## 石瘤秘方

【用法】　石瘤亦生于皮肤之上，按之如石之坚不觉痛苦，治法同骨瘤。

华佗养生秘方

气瘤秘方

【用法】 气瘤无痛无痒，时大时小，随气为消长，气旺则小，气弱反大，气舒则宽，气郁则急。治法必须补其正气，开其郁气，则瘤自散。方用：沉香一两，木香二两，白芍四两，白术八两，人参二两，黄芪八两，枳壳一两，槟榔一两，茯苓四两，香附二两，附子五钱，天花粉四两，各为细末，蜜为丸。每日服三钱，一料全消。

五疔秘方

【用法】 疔疮之生，膏粱人居其半，皆因营卫过度，火毒外发所致。名称虽有多种，地位亦无一定。其实可赅之为心、肺、肝、脾、肾五种；即色赤者为心疔，色白者为肺疔，色青紫者为肝疔，色黄者为脾疔，色黑者为肾疔也。初起时可用紫花地丁一两，甘菊花一两，水煎服，六剂痊愈。外用丝瓜叶十片捣极烂，取汁调明矾、雄黄末各二钱，以鸟羽敷疔上，随干随润，数日即消。或以白菊花叶，连根捣汁一杯，沸酒冲服。毒甚者须多服。渣敷患处，留头不敷。覆被令出汗。其毒自散。无时，可用甘白菊花四两代之，少则不效。

疔疮出血秘方

【用法】 饮真麻油一大碗即止，或用菜籽油亦效。

疔疮走黄秘方

【用法】 其原因为食豚肉所致，患此者多不治。宜以芭蕉根捣汁服之即解。

疗疮不破秘方

【用法】 以蝉衣、僵蚕等分为末，醋调敷四围，候根出，拔出。再涂，即愈。

 ## 疗根不出秘方

【用法】 铁粉一两，轻粉一钱，麝香少许为末，针画十字，以点药入内，醋调面糊敷之，极效。

 ## 红丝疗秘方

【用法】 属心疗类，其形缕缕如丝线，周身缠绕，如在手足上，则入心即死。宜用松针刺去其血，忌食热物。或以白菊花根叶加雄黄少许，蜒蚰二条，共捣极烂，从疗头敷至丝尽处为止。以绢条裹紧，越宿即消。又此疗生于足者延至脐，生于手者延至心，生于唇面者延至喉，亦皆死。急用针或磁锋，刺破其红丝尽处，使出血，以浮萍嚼涂刺处，用白矾捣末，包裹于捣烂葱白中（约三钱）吞下，再饮葱酒一二杯，覆被静卧，汗出即愈。

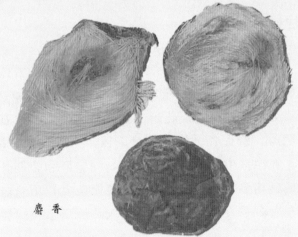

麝香

乌茄疔秘方

【用法】 农家浇粪于地，为烈日蒸晒，人跣足行其上，受其热毒，足趾肿痛，似溃非溃。即以鸭羽煎汤，合皂矾洗之，立愈。

刀镰疔秘方

【用法】 疔头如蕹叶，长一二寸，色紫黑。忌针刺，急用明矾（研末）三钱，葱白（捣烂）七个，分为七剂，每剂以热酒送下，服下即卧，覆被取汗。如无汗须再服葱白，外涂以溏鸡粪，迟则不治。

羊毛疔秘方

【用法】 初起时头痛发寒热，前心后背有红点，形类疹子。宜先以针刺破，取出羊毛。再以明雄黄末三钱，用青布包紧，蘸热酒于前心疮上一二寸外，周围擦之。渐见疮眼，其毛即奔至后背，仍依前法擦于背部，将羊毛拔置布上，即埋入土中。内用紫花地丁一两，金银花二两，白矾、甘草各三钱，水煎服。

蛇头疔秘方

【用法】 生于手指尖，肿若蛇头，痛楚连心，寒热交作。初起时急用：雄黄、朴硝等分研末，以豚胆汁少许加麻油调涂，或内服蟾酥丸汗之。蟾酥丸制法如下：蟾酥（酒化）二钱，枯白矾、寒水石（煅）、铜绿、胆矾、乳香、没药、麝香各一钱，雄黄一钱，朱砂三钱，蜗牛二十一个，于端午日午时，在净室中，先将蜗牛研烂，同蟾酥和匀稠黏，再将各药研末，与蜗牛、蟾酥相和为丸，如绿豆大。每服三丸，用葱白五寸，患者自嚼烂，吐于男左女右手心，包药在内，无灰热酒送下，覆被静卧，至发汗为止。甚者再进一服。

蛇眼疔秘方

【用法】 生于指甲两旁，治法同上。

 蛇背疔秘方

【用法】 生于指甲之下，治法同上。

 蛇腹疔秘方

【用法】 又名鱼肚疽，生于指中节前面，肿如鱼肚，治法同上。

 螺疔秘方

【用法】 生于手指之间，可用榔鸡根、马齿苋茎，加酒酿捣烂敷之，极效。凡遇患处起红点者，用红马齿苋，白点者用白马齿苋。

【附注】 榔鸡根，浙江土药。

 唇疔秘方

【用法】 切不可用凉药敷于疮上，最佳以鸡血点之。内用乌柏叶，或根捣汁，服数杯。若大腿弯中有紫筋，可用银针刺出恶血，可保无虞。

 人中疔秘方

【用法】 一名马嘴疔，先以银针挑破，后用瑞香花叶十四瓣，盐十四粒，饭十四粒，共捣烂，敷于疮上。日夜换之，极有效。

瘰疬秘方

【用法】　瘰疬得病之原因有九：一因怒，二因郁，三因食鼠食之物，四因食蝼蛄、蜥蜴、蝎子等所伤之物，五因食蜂蜜之物，六因食蜈蚣所游之物，七因大喜饱餐果品，八因纵欲伤肾，饱餐血物，九因惊恐失忧，气不顺。其治之法有三：一为治肝胆郁结之瘰疬。方用：白芍五钱，当归二钱，白芥子三钱，柴胡一钱，甘草（炙）八分，全蝎三个，白术三钱，茯苓三钱，郁金三钱，香附三钱，天葵草三钱，水煎服，连服十剂自愈。二为治脾胃多痰之瘰疬。方用：人参二两，白术十两，茯苓六两，甘草（炙）一两，紫苏八钱，半夏二两，僵蚕二两，陈皮六钱，白芷七钱，木通一两，金银花十两，天花粉三两，各为末，蜜为丸。饭后服三丸，一料痊愈。然必须戒色欲三月。三为治心肾不交之瘰疬，方用大龟二个，一雌一雄。远志二两，麦冬三两，山茱萸四两，肉桂一两，白术五两，苍术二两，熟地黄十两，玄参十两，茯神四两，何首乌十两，桑葚四两，紫花地丁四两，夏枯草五两，先将大龟蒸熟，焙干为末。次将各药研末和匀，以蜜为丸，日服三次，每服三钱，一料可痊愈。

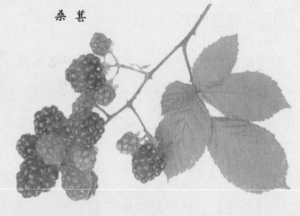

桑葚

各种瘰疬不消秘方

【用法】　用猫头蹄骨（炙酥为末）一具，昆布一两五钱，海藻一两五钱，上二药须洗去盐水晒干，连翘、黄芩、金银花、穿山甲、枳壳、香附各一两，皂角五钱，共为细末，以玄参为丸，大如桐子，每服七八十丸，日凡三次，以姜汁送下。

瘰疬溃烂秘方

【用法】 凡瘰疬之症，未破之先，易于医治。既破之后，难于收功。可先用荆芥根下一段，剪碎，水煎成汤。温洗久之，视破烂处，有紫黑者，以针刺之去血，再洗三四次。然后用樟脑、明矾各三钱，以麻油调敷，次日再洗再敷，以愈为度。专忌酒色。

 蛇瘘秘方

【用法】 以蛇蜕烧灰，和腊月豚脂，和封之。

 虾蟆瘘秘方

【用法】 用五月五日蛇头及野猪脂，同水衣封之。

 蝎瘘秘方

【用法】 捣茅根汁着孔中，即效。

 蜂瘘秘方

【用法】 取蜂巢烧灰，腊月豚脂，和敷孔中。

 九子疡秘方

【用法】 生于颈上，连续得九数。治用：鸡卵一，蒸熟后剖之为二，去黄存白，以麝香一分，冰片五分，掺于疡上，自初生等一疡起，覆以鸡卵，外用干艾烧之，以痛为度，痛极暂止。痛止更烧，且随时更换鸡卵，日夜约烧五六度，次日更换冰麝，烧灼如前，俟愈为止。内用：蒲公英、夏枯草、金银花各二钱，甘草节一钱，水煎服数剂，功效极伟。

流注秘方

【用法】 流注者，谓先发于背，后旋流窜，散走于腰臀四肢，或来或去，或痛或不痛，无一定之部位也。治法宜用去风、去火之剂，兼散其毒。以升麻一钱，当归五钱，黄芩二钱，栝楼二钱，金银花一两，甘草（炙）二钱，连翘三钱，秦艽二钱，苍耳一钱，马兰根一钱，牛膝一钱，牵牛一钱，水三碗煎服，数剂自愈。

痰核秘方

【用法】 大者谓之恶核，小者谓之痰结，毒根最深，极不易治。未溃之前，忌贴凉膏，忌服凉药。法以天南星磨，酸醋调敷数次自消。或捉蝙蝠炙成灰，和菜籽油涂之，二三次即愈。

痄腮秘方

【用法】 腮间突然肿起，系属风热之症。可用野菊花叶捣烂，四围敷之，其肿自消。或以蜗牛同面研敷之，亦有效。

天泡疮秘方

【用法】 天泡疮生于头面及遍身手足之间，以夏日居多，治法宜补气而佐之以解暑，则火毒自消，疮亦易愈。方用香附、天花粉、生黄芪、炙甘草、黄芩各一钱，白术、茯苓、麦冬各二钱，桔梗一钱五分，人参、厚朴各五分，陈皮三分，水煎服，数剂自愈。外用淀粉（煅）五钱，轻粉五分，雄黄三钱，三者共研成细末，用丝瓜叶捣汁半杯，调搽疮上，其效

华佗养生秘方

如神。若在小儿，可用：香炉盖上烟脂三钱，黄连、青黛各二钱，冰片二分，各为细末，用鸡子清或猪胆汁调敷极效。

 ### 人面疮秘方

【用法】　此疮非生于膝上，即生于肘，其形颇似人面，重者有口鼻眼目，皆能运动，状似愁苦。口中与以肉食，则即能化尽。方用：雷丸三钱，轻粉一钱，白茯苓一钱，研极细，和匀，敷上即消。

 ### 血风疮秘方

【用法】　血风疮多生于两腿里外之臁上，下达于踝骨，其原起于好饮。初生时小而痒，久则大痒。治法先须戒酒，然后用内药补其气血，兼消风湿。外用膏药敷之，不久即愈。方用：白术、当归、柞木枝、薏苡仁各五钱，茯苓、生甘草、萆薢、泽泻各二钱，肉桂、红花各一钱，黄芪一两，水煎服，愈多愈佳。外用蚯蚓粪、马齿苋各一两，黄柏五钱，朱砂四钱，血竭、乌桕根、胡粉各三钱，樟脑二钱，轻粉一钱，麝香三分，共为末，以豚脂调为膏，贴于油纸上，视疮之大小贴之。外用包扎，任其出水。换药膏时，先以金银花煎汤温洗。不数日即愈。

 ### 翻花疮秘方

【用法】　翻花疮，疮口内肉突出，如菌如蕈，故有此名。虽无痛苦，然久流鲜血，则易致虚损。治宜滋肝补血，益气培元，外用乌梅煅灰敷之。或以马齿苋煅灰，豚脂调敷。剧者用铜绿、铅粉等分研细，麻油调敷。或以苍耳叶捣汁，日涂数次，亦有效。

 ### 内外臁疮秘方

【用法】　臁疮有内外之异，因脏腑中蕴有湿毒，乃外发为疮。亦有因打扑抓磕，或遇毒虫恶犬咬破损伤，因而成疮者。治法首宜节欲慎房。内服人参二钱，白术三钱，茯苓、当归、生黄芪各三钱，生甘草、柴胡、半夏各一钱，金银花五钱，陈皮、升麻各五分，水煎服，连用四剂。外用龙骨二钱，乳香、没药各一钱，血竭、轻粉各五分，阿魏二分，研成细末，再以水飞净黄丹一两，生芝麻（捣末）一合，麻油三两，共入锅熬数沸，即加入各药粉末，临起锅时，再加入冰片、麝香各一分，搅匀，用甘草煮油纸两面，将药膏摊于其上。临用时先以葱二条将疮口洗净，再将内服药渣用水煎之，洗疮口一次，乃贴药膏于其上，数日可愈。

黄水疮秘方

【用法】 黄水疮，又名滴脓疮，言脓水所到之处，即成疮也。治法宜内服除湿清热之药，佐以凉血之剂。方用：茯苓三钱，苍术、荆芥、蒲公英各二钱，防风、黄芩、半夏各一钱，当归五钱，水煎服四剂。外用雄黄、防风各五钱，荆芥、苦参各三钱，水煎汤，取二碗洗疮，即愈。

瓜藤疮秘方

【用法】 此疮一生十余个，极易滋蔓，宜用尖尾芋、茄子叶、五月艾、葱姜共捣烂，醋煮涂敷。

天蛇疮秘方

【用法】 此疮生于肌肤，似癞非癞，由草中花蜘蛛螫伤所致。内服宜用秦艽煎汤饮之，外用蜈蚣一条研末，和猪胆汁调涂之。

蜘蛛疮秘方

【用法】 形如蛛网，痒不能忍，先用苎麻丝搓疮上令水出。次以雄黄、枯矾等分为末，干擦之极效。

蛇形疮秘方

【用法】 形如蛇故名。内用雄黄冲酒服，外用雄黄、麻油调敷颇效。

蜂窝疮秘方

【用法】 形如蜂窝。故名。以胡粉、朱砂等分为末，白蜜调敷极效。

鱼脐疮秘方

【用法】 生于肘肚与小腿肚间，极疼痛。初起一二日，先用灸法，极易解散。内服用金银花一两，当归、黄芪各五钱，生甘草、青黛、地榆各二钱，白矾一钱，水煎服。

鱼脊疮秘方

【用法】 多生筋骨间，坚凝作痛。初起时为白色小泡。渐长成鱼脊状，久则溃流黄水，宜于初起时用老蒜切片，如三文钱厚，置疮上。再以艾一团，如豆大，安蒜片上烧之。蒜坏再换，痛定乃止，内用人参、黄芪、白术、茯苓、川芎、金银花、当归各一钱，白芷、皂角刺、甘草、桔梗各五分，水二碗煎八分，食后服。脾弱者去白芷，倍用人参。

猫眼疮秘方

【用法】 形似猫儿眼，而有光彩，故名。无脓无血，时痛时痒。一名寒疮。用生草乌三两，生姜二两，煨白芷、炒南星各一两，肉桂五钱，共为末，烧酒调敷。多食鸡、鱼、蒜、韭，忌用鱼、虾、蟹。

缠腰龙秘方

【用法】 生腰下，长一二寸，或碎如饭，或红肿坚硬。以雄黄研末，醋调敷，极效。

 卷毛疮秘方

【用法】 生于头上，状如葡萄。用黄柏一两，乳香二钱五分，共为末，槐花（煎浓汁），调作饼，贴疮口。并用吴茱萸研末，醋调，敷两足心，即愈。

 寒毛疮秘方

【用法】 豆腐渣淬炒热，敷患处，用布包紧，冷即更易，一宿即愈。

 对口疮秘方

【用法】 生后颈正中处，以鲜茄子蒂十四枚，生何首乌二两，煎服二三剂，未破即消，已破拔脓生肌，虽根盘八九寸宽，大者亦效。外用贝母，研末敷之，或寻取韭地蚯蚓，捣烂，以凉水调敷。

 骨羡疮秘方

【用法】 生于神堂二穴，或膈关、膈俞之穴上，此疮不痛而痒，痒极必搔爬，愈搔爬而愈痒，终至皮破肉损，骨乃尽见。方用：人参五钱，当归、黄芪各一两，金银花二两，茯苓、贝母各三钱，水煎服数剂后，即痒止而愈。

 羊胡疮秘方

【用法】 生于下唇及颔下，宜内服除湿清热之剂。方用：茯苓二钱，天花粉一钱五分，炙甘草、白术、苍术、蒲公英、泽泻、猪苓各一钱，白芷、羌活各五分，水煎服，外用轻粉一钱，黄丹三钱，儿茶、炒黄柏各三钱，枯矾五分，冰片三分，各为细末，湿则干掺。干则麻油调敷，数日即愈。

坐板疮秘方

【用法】　生于臀上，痒而兼痛，内服药用：白术五钱，茯苓三钱，泽泻二钱，猪苓、黄柏各一钱，肉桂二分，水煎服，外用萝卜种一两，火煅存性为末，敷于新瓦上，煨微热，坐于其上，数次自愈，或以松香五钱，雄黄一钱，研末，湿痒则加苍术三钱，以棉纸捻成条，豚脂浸透，烧取油搽上立愈，又以灰苋烧为末，擦于疮上亦效。或以轻粉二钱，石膏六钱共为末，灯油调敷即愈。

蛇窝疮秘方

【用法】　生于脐腹，上下左右无定处，其形如蛇，重者溃深，轻者腐浅，或有皮肉，蠕蠕暗动，欲行而不可得者。用蜈蚣十条，雄黄、生甘草各三钱，研为末，浸于麻油二两中，随浸随涂，极效。

石疖秘方

【用法】　疡之小者曰疖，其根硬者谓之石疖。以白菊花叶捣汁调白蜜敷之。更以渣敷四围，留头不敷，俟毒水流尽即消。

软疖秘方

【用法】　以代赭石、虢丹、牛皮胶等分为末，陈酒一碗冲之，俟澄清后服下。更以渣外敷，干则易之。

治痔秘方

【用法】 痔之种类甚多，如肛门旁生肉，如鼠乳出孔外，时时流脓血者，名曰牝痔。若肛边肿痛生疮者，名曰酒痔。肛边有核痛及寒热者，名曰肠痔。若大便，辄有血出者，名曰血痔。若大便难，肛良久肯入，名曰气痔。统治之方亦甚多：

（一）儿茶、麝香，唾津调敷。

（二）先以皂角烟熏之，次用鹅胆汁调白芷末涂之。

（三）赤足、蜈蚣焙为末，与冰片少许同研，唾液调敷。

（四）生槐（煎）五分，皂角二两，麝香、雄黄、莨菪、丁香、木香、炙鳗鲡鱼各二分，上各药为五丸，取净瓶可容一升者，掘地埋之，着一叠子于瓶上，钻叠子作孔，纳火瓶中灰盖之，然后纳药一丸烧之。以下部着叠孔上坐，便通汗，尽一丸药，即止。

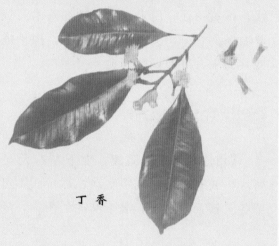

丁香

（五）以无花果叶煎汤熏洗，能止痛，极有效。

痔疮出血秘方

【用法】 内服用：当归尾一钱五分，生地黄二钱，赤芍一钱，黄连二钱，枳壳一钱，炒黄芩一钱，炒槐角三钱，炒地榆二钱，炒荆芥一钱，升麻五分，天花粉八分，甘草五分，生侧柏二钱，水煎服，三四剂后，即痛止肿消，外用地骨皮、槐花、韭菜根、朴硝各二两，白矾、苏叶各五钱，葱头七个，用水十五大碗，煎百沸，倾净桶内，令患者坐之，四周密闭，勿令泄气，先熏后洗，俟痔出黄水为度。

久远痔漏秘方

【用法】 取墙上生之绿苔，刮下之，需五钱，火焙干为细末。又以羊蹄壳五副，及炒白术、白芷各一两，茯苓二两，槐花五钱，共为细末，米饭为丸，每日临卧，先服一钱，后压之，美膳一月即愈。

痔疮肿痛秘方

【用法】 以壁上背包蜓蚰一个，捣为泥，入冰片、薄荷少许，同敷极效。

内外痔秘方

【用法】 在肛门内外皆有之，遇大便即出血疼痛者是。用胡黄连五钱，血竭、儿茶各二钱，熊胆三钱，冰片一钱，麝香三分，共研细，水调敷，日凡三四次。

内痔秘方

【用法】 在肛门之内，大便时则出血，便毕以手按之，良久乃入。内服用生枳壳三两，陈皮一两，水煎服。外用生草乌尖一钱，刺猬皮末三钱，枯矾五分，冰片三分，各为细末，用葱汁调药送入肛门，约一时许，其痔即翻出，洗净之。用鸡粪四两（取公鸡、母鸡各一，饿之二日，次早以猪胰子切碎，拌糯米粉一二合，喂之，凡越六七日，得粪四两，晒干候用），雌黄、雄黄各六钱，明矾、皮硝各一两，胆矾五钱，共为末，倾入银罐内，火煅出青烟为度。加乳香、没药各三钱，冰片五分，用唾津调敷，七日后其痔自脱。再用珍珠散敷之，使收口，内服收肛散，珍珠散方如下：珍珠、石膏、赤石脂、轻粉各一钱，白龙骨三钱，孩儿骨五分，冰片二分，共为末。收肛散方如下：陈皮三两，枳壳一两，水二碗，煎一碗服。

 外痔秘方

【用法】 白矾一两，为末，倾银罐内，煅至烟尽为度。加蝎尾七个，生草乌研末和入煎药，涂疮上，凡七日而根脱。

 鸡冠痔秘方

【用法】 用黄连末敷之，加赤小豆末尤效。

 野鸡痔秘方

【用法】 先用槐、柳煎水熏洗，次以艾灸七壮，即愈。

 翻花痔秘方

【用法】 肛门周围翻出如碗，肉色紫黑，疼痛异常，时流血水。内服用缸砂一两（水浸半月，微煅，按其制法，似缸的碎块砸如砂），条芩二两（每斤用皂角、柏子仁、侧柏各四两，水煮半日，汁干为度），黄连、槐角子各二两，栀子、黄花地丁各一两，青黛五钱，共为末，用柿饼肉为丸，大如梧桐子，每服四五十丸，空心清汤送下。外用药水熏洗（见痔疮出血条），后再用药线扎之。药线制法如下：鲜芫花根一钱，雷丸一钱，蟾酥一钱，草乌三钱，水二碗，煎一碗，去渣取汁，以生丝一钱，入药汁内，以文火（慢火）熬汁将干，取出晒干。再浸，再晒，以汁尽为度，收藏候用。至六七月取露天蛛丝合成药线。

 血箭痔秘方

【用法】 与内痔同，但无痛痒耳。大便时不问粪前粪后，俱射血如箭。治法用百草霜四两，黄芩、枝子各一两，黄连、槐花、地榆各五钱，共为末，糊为丸。每服三钱，清汤下。

无名肿毒秘方

【用法】　无名肿毒者，以其随处而生，不按穴次，不可以命名也。非速行医治，常有生命之虞。方用：朱砂、雄黄、硼砂、血竭、苦葶苈、没药（去油）各二钱，乳香（去油）、蟾酥（人乳浸）、牛黄、冰片、沉香各一钱，麝香、珍珠、熊胆各六分，先将诸药研成细末，次以人乳浸透蟾酥，研入诸药中和匀，为丸如梧桐子大，金箔为衣。凡遇有无名肿毒及各种疮毒，可用药一丸，压舌根底，含化，随津咽下。药尽，用葱白与酒随量饮之，覆被取汗，极有效验。合药宜秘，三七日更妙（即每月初三、初七）。

无名恶疮秘方

【用法】　本方功效极伟，能起死回生，夺造化之权。凡痈、疽、疔毒及中一切毒禽恶兽肉毒所致之疮，俱可治之。用：硼砂、黄丹、硇砂、巴豆（去油）各一钱，朱砂二钱，斑蝥、蟾酥、血竭、乳香、没药各三钱，麝香、半夏各五分，共研细末，用第一次生小儿乳汁捣蜗牛为丸，如绿豆大。每服：五七丸，各随症引送下，亦分上下前后服之。

一切风毒秘方

【用法】　凡肩背、腰俞、臂、腿、环跳、贴骨等处感受风寒湿气，致漫肿无头，皮色不变，酸痛麻木者，是名风毒。可急用沉香、丁香、木香各五分，乳香六分，麝香一分，共研匀，将大核桃壳半个，内容药末，至将满，敷痛处。外灸以艾团一二壮，不觉热，十余壮，稍觉痛，即愈。

神医华佗妇科秘方

 月经不通秘方

【用法】 桃仁、朴硝、牡丹、射干、木瓜根、黄芩各三两，芍药、大黄、柴胡各四两，牛膝、桂心各二两，水蛭、虻虫各七十枚，前十三味，以水九升，煮取二升，去滓分三服。

 室女经闭秘方

【用法】 黄芩、牡丹、桃仁、瞿麦、川芎各二两，芍药、枳实、射干、海藻、大黄各三两，虻虫七十枚，蛴螬十枚，水蛭五十枚，以水一斗，煮取三升，分三服。服两剂后灸乳下一寸黑圆际，各五十壮。

 月经不调秘方

【用法】 用白毛乌骨母鸡一只，糯米喂七日，勿令食虫蚁野食。以绳缢死，去毛与肠，以生地黄、熟地黄、天冬、麦冬各二两纳鸡腹，以陈酒入陶器煮使烂，取出去药，桑柴火焙至焦枯捣末。再加，杜仲（炒）二两，人参、甘草（炙）、肉苁蓉、补骨脂、茴香、砂仁各一两，川芎、白术、丹参、当归各二两，香附四两。上以醋渍三日后，焙干研末，和前药酒，调面糊为丸，空腹温酒下五十丸。

 月经逆行秘方

【用法】 犀角、白芍、丹皮、枳实各一钱，黄芩、橘皮、百草霜、桔梗各八分，生地黄一钱，甘草三分，水二升，煎取八合，空腹服下，数剂自愈。又或以茅草根捣汁，浓磨沉香服五钱。并用酽醋贮瓶内，火上炙热，气冲两鼻孔，血自能下降。

痛经秘方

【用法】 妇人行经时，腹痛如绞，谓之痛经。其症有郁热与虚寒之异。郁热者宜用：黄连（酒煮）八两，香附（炒）六两，五灵脂（半炒半生）三两，当归尾二两，捣筛，粥为丸，空腹汤下三四钱，服久自愈。若系虚寒，则用人参、黄芪、当归、白术各一两，肉桂一钱，附子（炮）一枚，水煎服，至二三十剂为愈。

经前腹痛秘方

【用法】 当归尾、川芎、赤芍、丹皮、香附（制）、元胡索各一钱，生地黄、红花各五分，桃仁二十五粒，水煎服，瘦体加黄连、黄芩各一钱，肥体加枳壳、苍术各一钱。

经后腹痛秘方

【用法】 人参、香附、白术（醋炒）、茯苓、当归、川芎、白芍、生地黄各一钱，甘草（炙）、木香各五分，青皮七分，姜枣引，水煎服。

经来呕吐秘方

【用法】 白术一钱，丁香、干姜各五分，捣筛为散，空腹米汤下。

经来色绿秘方

【用法】 附子三钱，鹿茸一钱，山药、肉苁蓉、肉桂、蒲黄（炒）、当归、山萸肉各五钱，白芍一两，熟地黄一两五钱，乌骨鸡肉（去皮油酒蒸）三两，共捣，米糊为丸，空腹酒下一百丸。

 经来色黄秘方

【用法】　当归、乌药、川芎、元胡索、茴香、白芍各八钱，熟地黄一钱，姜枣引，水煎空腹服。

 经来色紫秘方

【用法】　当归尾、川芎、赤芍、香附、生地黄、黄连、丹皮、甘草各一钱，水煎服。

 经来色淡秘方

【用法】　人参、白术、茯苓、归身、川芎、白芍、熟地黄、黄芪（炙）、香附（制）各一钱，甘草（炙）五分，姜枣引，水煎服。

 经来声哑秘方

【用法】　生地黄、天冬、肉苁蓉、当归各五钱，细辛五分，水煎服颇效。

 经来房事相撞秘方

【用法】　本症俗名撞红。以明雄黄（水飞净）三钱，陈酒冲服，一次即愈。

 崩中秘方

【用法】　妇人崩中，昼夜十数行，各药不效。宜急用芎八两，以酒四升，煎服三升，分三服。不饮酒者，水煮亦得。

 ## 白崩中秘方

【用法】 芎、阿胶（炙）、桂心、赤石脂、小蓟根各二两，干地黄四两，伏龙肝（鸡子大，七枚），以酒六升，水四升，煮取三升，去滓纳胶令烊，分三服，日三服。

 ## 崩中去血秘方

【用法】 龙骨、赤石脂各六分，乌鲗鱼骨、牡蛎粉末、苁蓉各五两，鳖甲（炙）、芍药、续断各八分，捣散饮服方寸匕，日三服，渐加之。

 ## 崩中赤白不绝困笃秘方

【用法】 禹余粮五两，白马蹄十两，龙骨三两，鹿茸二两，乌鲗骨一两，以上捣末，蜜丸梧桐子大，酒下二十丸，日再，以知为度。

【附注】 本方惟久崩困笃者宜之，若淤血固结，小腹坚满者，则又未可轻试也。

孙思邈注

 ## 漏下不止秘方

【用法】 鹿茸、阿胶各三两，乌鲗骨、当归各二两，蒲黄一两，制下筛，空腹酒下方寸匕，日三服，夜二服。

 ## 漏下去赤秘方

【用法】 白术二两、黄柏二两半、白薇五钱，制下筛，空腹酒下方寸匕，日三服。

华佗养生秘方

漏下去黄秘方

【用法】 黄连、大黄、桂心各五钱，黄芩、虫、干地黄各六钱，制下筛，空腹酒下方寸匙，日三服。

 漏下去青秘方

【用法】 大黄、黄芩、白薇各五钱，桂心、牡蛎各六钱，制下筛，空腹酒下方寸匙，日三服。

 漏下去白秘方

【用法】 鹿茸一两，白蔹十八铢，狗脊半两，制下筛，空腹饮下方寸匙，日三服。

 带下秘方

【用法】 枸杞一升，生地黄五升，以酒一斗，煮取五升，分三服。

 赤白带下秘方

【用法】 禹余粮、当归、芎各一两半，赤石脂、白石脂、阿胶、龙骨、石笔各一两六钱，乌鲗骨、黄柏、白蔹、黄芩、续断、桑葚、牡蛎各一两，为末，蜜和丸梧桐子大，空腹饮下十五丸，日再。加至三十丸为度。

 白带秘方

【用法】 苍术五钱，茯苓、红鸡冠花各三钱，车前子一钱五分，水煎服。

白浊秘方

【用法】 陈皮、半夏（制）、茯苓、白术、益智仁（盐水炒研）、苍术各一钱，升麻、柴胡各七分，甘草（炙）五分，生姜五片，以水煎服。

白淫秘方

【用法】 是为男精射入后，不能摄收，即随小便而出者。用：风化石灰一两，茯苓三两，研末，糊丸如梧桐子大，空腹米饮下二三十丸。

白沃秘方

【用法】 妇女经水不利，子脏坚僻，中有干血，即下白物如浆，是名白沃。以：矾石（烧）、杏仁各一分捣末，蜜和丸枣核大，纳子脏中，日一易。

【附注】 子脏即子宫。

带下有脓秘方

【用法】 白芍、白矾各五钱，白芷一两，单叶红蜀葵二两，为末，蜡和丸梧桐子大，空腹及食前各服十九，脓尽自愈。

妇人不孕秘方

【用法】 凡妇人立身以来，全不生产，及断续久不产三十年者，服此必能生子。方用：朴硝、牡丹、当归、大黄、桃仁各三铢，厚朴、桔梗、人参、赤芍、茯苓、桂心、甘草、牛膝、橘皮各二铢，附子六铢，虻虫、水蛭各十铢，以清酒水各五升，合煮取三升，日三夜一，分四服。每服相去三时，更服如常，覆衣取少汗，在冬日可着火笼之，必下积血及冷赤脓如赤小豆汁，本为妇人子宫内有此恶物使然，是为冷血，能使不受胎，故必忍之，使此冷血下尽始良。方乃以：皂荚、山萸肉、当归各一两，细辛、五味子、干姜各二两，大黄、矾石、戎盐、蜀椒各五钱，为末，以绢制袋，大如指，长三寸，盛药令满，纳女人阴中，坐卧任便，勿急于行走。小便时去之。则一日以后，必下青黄冷汁，可幸御自有子。若未见病出，亦可安之十日。并用：紫石英、天冬各三两，当归、川芎、紫葳、卷柏、桂心、乌头、干地黄、牡荆、禹余粮、石斛、辛夷、人参、桑寄生、续断、细辛、厚朴、干姜、吴茱萸、牡丹、牛膝各三十铢，柏子仁、薯蓣、乌贼骨、甘草各一两半，二十六味为末，蜜和丸如梧桐子大，酒服十丸，日三。渐渐增三十丸，以腹中热为度。不禁房事，夫行不在，不可服。

妇人黄瘕秘方

【用法】 本症之原因，为妇人月水始下，若新伤坠，血气未止，卧寝未定，脏腑虚弱，因向大风便利，是生黄瘕。其候四肢寒热，身重淋露，卧不欲食，左胁下有气结牢，腰背相引痛，月水不利，善令人不产。治用：皂荚（炙去皮子）、蜀椒各一两，细辛六分，捣散，以三角囊大如指，长二寸贮之，取纳阴中，闷则出之，已则复纳之，恶血毕出，乃洗以温汤。三日勿近男子。

妇人青瘕秘方

【用法】 本症之原因，为妇人新生未满十日起行，以汤浣洗太早，阴阳虚，玉门四边皆解散，又或当风睡卧，及居湿地及湿席，不自谨慎，能令恶血不除，结热不得散，则生青瘕。其候左右胁下有气，喜唾，不可多食，四肢不欲动摇，恍惚善梦，手足肿，面目黄，大小便难，令人少子。治用：戎盐一升，皂荚（炙去皮子）五钱，细辛一两六钱，捣散，以三角囊大如指，长三寸，贮之，纳阴中，但卧瘕当下，青如葵汁。

妇人燥瘕秘方

【用法】　本症原因，为妇人月水下恶血未尽，于暑月中疾走或操劳，致气急汗流，遂令月水与气俱不通利。其候在腹中有物大如杯，能上下流动，时欲呕吐，卧时多盗汗，足酸不耐久立，小便失时，忽然自出若失精，大便涩难。有此病亦令人少子。治用：大黄（如鸡子大）一枚，干姜二两，鸡肶胵中黄膜（炙）一枚，黄连二两，肉桂心一尺，虫（熬）三枚，厚朴（炙）十铢，郁李仁（去皮尖熬）一两，捣散，空腹以温酒一盏，和三钱匙顿服瘕当下，三日内勿近男子。

妇人血瘕秘方

【用法】　本症原因，为妇人月水新下，未满日数而中止，因饮食过度，五谷气盛，溢入他藏，血下走于肠胃之间，流落不去，内有寒热，与月水会合，是生血瘕。其候腰痛不可俯仰，横胁下有积气，牢如石，少腹背脊腰股皆痛，阴里若生子，月水不时，令人无子。治用：干姜、乌鲗骨（炙）各一两，桃仁（去皮尖熬）一两，捣散，酒下二方寸匙，日二。并用：大黄、当归各半分，山茱萸、皂荚（去皮子炙）各一两，细辛、戎盐各二十六铢，捣散，以香脂为丸如指大，以绵裹纳阴中，正坐良久，瘕当下，养如乳妇之法。

妇人脂瘕秘方

【用法】　本症原因，为妇人月水新下，或生未满三十日，其人未复，以合阴阳，遂生脂瘕。其候四肢肿满痛痹，腰背如刺，腹中切痛，时或头眩，月水不时，大小便血不止，令人无子。治用：皂荚（去皮子）十八铢、矾子（烧）六铢，五味子、蜀椒、细辛、干姜各半两，捣散，以香脂和如大豆，着男子阴头，以合阴阳，不三行，其瘕乃愈。

妇女狐瘕秘方

【用法】 本症之原，为妇人月水当日数来，而反悲哀自恐。或远行逢暴风疾雷电惊恐，被湿罢倦，少气，精神游亡，邪气入于阴里不去，是生狐瘕。其害能食人子藏，令人月水闭而不通，胞门子户，不受男精，状似有身，嗜食多呕。患此者，终身无子。治用：新死鼠一枚，裹以新絮，涂以黄土，穿地埋鼠其中，以桑薪灼其土，一日夜取出，去絮，纳桂心末六铢，酒服二方寸匙，病当下。甚者不过再服，瘥止。

妇女蛇瘕秘方

【用法】 本症之原，为妇女月水已下，新止适闭未复，胞门子户劳动，阴阳未平，荣卫分行，若中风暴病，或起行当风，或坐湿地，或行远道，并饮污井之水，进不洁之食，使蛇鼠之精，吞入腹中，是生蛇瘕，其患能上食人之肝心，越时既多，腰背股胫俱痛，时发寒热，月水多寡不定，患此者不复生子。治用：大黄、黄芩、芒硝各半两，甘草（炙）大如指者一尺，乌鲗骨二枚，皂荚（去皮子尖）六枚，上以水六升，煮之三沸，去滓下硝，适寒温，空腹服之，当下。

妇女鳖瘕秘方

【用法】 本症之原，为妇人月水新至，其人剧作，罢劳汗出，衣服湿润，不以时去之。或当风睡卧，足践湿地。或入水洗浴，不以时出。神不守舍，则水气与邪气乘之，是生鳖瘕。其候少腹内切痛，有物如小杯，左右上下于腹中，若存若亡，腰背亦痛，月水不通，面目黄黑，脱声少气，患此者令人绝子。治用：大黄六分，干姜、侧子各半分，附子、人参各九铢，虫（熬）一寸匙，桂心一两六铢，细辛、土各十八铢，白术一两，捣散，酒下方寸匙，日三服，鳖瘕自下。

断产秘方

【用法】 蚕子故纸一方，烧为末，酒服之，终身不产。或以油煎水银，一日勿息，空腹服大枣一丸，永断，不损人。如已有身，欲去之，可用栝楼、桂心各三两，豉一升，以水四升，煎一升半，分服之。

乳痈秘方

【用法】 患者乳房胀大坚硬，色现赤紫，衣不得近，痛不可忍。治用：大黄、芍药、楝实、马蹄（炙令黄），此四味，各等分为末，酒服方寸匙，覆取汗，当睡着，觉后肿处散不痛，经宿乃消，百无失一。明晨更服一匙，忌冲风寒食。

乳岩秘方

【用法】 本病初起时，用鲜蒲公英连根叶捣汁，酒冲服，随饮葱汤，覆被卧令取汗当愈。如已溃烂，宜用蜂房、川楝子各等分，瓦煅存性，为末擦之。内用：大栝楼（多子者佳）一枚，当归五钱，甘草四钱，没药三钱，乳香一钱，以陈酒二碗煎八分，温服。或去当归，加皂角刺一两六钱，效尤速。将愈，加参芪芎术，以培其元。

乳疬秘方

【用法】 取水仙花之已萎者，悬檐下风干，捣烂敷之，极效。

乳肿秘方

【用法】 桂心、甘草各二分，乌头（炮）一分，共为末，和苦酒涂纸覆之，脓即化为水。极神效。

乳吹秘方

【用法】 凡妊妇未产，而乳房肿痛，日乳吹。治用：砂仁（研）五分，冬葵子（研）八分，蒲公英五钱，栝楼仁三钱，水煎服，外用生南星为末，温水调敷。

 ## 妒乳秘方

【用法】 妇人产后，宜勤挤乳，否则令乳汁蓄积，或产后不自饮儿，及失儿、无儿饮乳，皆成妒乳。治用：连翘、升麻、杏仁（去皮尖）、射干、防己、黄芩、大黄、芒硝、柴胡各三两，芍药、甘草（炙）各四两，以水九升，煮取三升，分服。外用楸皮，水煎汤洗患部，极效。

 ## 乳上湿疮秘方

【用法】 露蜂房五钱，轻粉（煅）五分，龙脑一分，共研末，以金银花煎汁调涂，日三四次，自效。

 ## 乳头破裂秘方

【用法】 龟板（炙）三钱，龙脑五分，研极细，麻油调搽。

 ## 乳汁不下秘方

【用法】 鲫鱼长七寸一尾，豚脂半斤，漏芦、石钟乳各八两，上以清酒一斗二升合煮，鱼熟药成，后去滓，适寒温，分五服。其间相去须臾，一饮令药力相及为佳，乳即下。

无乳汁秘方

【用法】 母猪蹄四枚，洗净，以水二斗，煮取一斗，去蹄。纳土瓜根、通草、漏芦各三两其中。煮取六升，去滓，纳葱白、豉，着少米，煮作稀粥，食后觉微热有汗佳。若仍无乳，更两三剂。

乳汁过少秘方

【用法】 猪蹄四枚，黄芪八两，干地黄、当归、川断各四两，牛膝二两，同煮后，浓汁，入蜜四两，熬如饴。每温酒服一匙，乳汁自能增多。

乳汁过多秘方

【用法】 麦芽（炒）三钱，煎浓汁饮之，日凡一次，乳汁自能减少。惟不可多服，以乳汁减至适量为度。

阴脱秘方

【用法】 皂荚（去皮子炙）、半夏（洗）、大黄、细辛各四分，蛇床子六分，捣散，薄绢袋盛如指大，纳阴中，日二易，内用：当归、黄芩、牡蛎（熬）各二两，芍药一两半，猬皮一两，捣散，酒下方寸匕，日三服，禁举重。

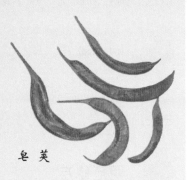

皂荚

阴挺秘方

【用法】 蜀椒、乌梅、白及各二分，捣筛，以方寸匕，绵裹纳阴中，入三寸。匙中热，明旦更着，瘥止。

【附注】 "匙中热"即一方寸匙的药在阴中发热。

阴吹秘方

【用法】 阴吹者，因胃气下泄，阴中出声，如大便失气之状，连续不绝。治用：猪膏半斤，乱发如鸡子大三枚，合煎之，发消药成。分二次服，病从小便出。

阴痛秘方

【用法】 防风三两，大戟二两，薪艾五两，以水一斗，煮取五升，温洗阴中，日可三度，良。

阴痒秘方

【用法】 蚺蛇胆、雄黄、石硫黄、朱砂、峭粉（孙思邈按：水银粉即谓之峭粉）、藜芦、芜荑各二分，捣研极细，和匀，以豚脂和如泥，取故布作篆子如人指，长一寸半，以药涂上，插孔中，日一易。易时宜以猪椒根三两，煮汤洗，拭干纳药佳。

阴肿秘方

【用法】 白矾（熬）一分，大黄一分，甘草（炙）半分，捣筛，取枣大绵缠，导阴中，二十日即愈。

阴疮秘方

【用法】 芎、藜芦、雄黄、丹砂、蜀椒、细辛、当归各一分，捣散，取方寸匙，绵裹纳阴中。

华佗养生秘方

阴蚀秘方

【用法】 蛇床子、当归、芍药、甘草各一两，地榆三两，水五升，煮二升，洗之，日三夜二。更以蒲黄一升，水银一两，捣研，敷其上，自愈。

 阴冷秘方

【用法】 吴茱萸入牛胆中令满，阴干之，历百日后，取二十七枚绵裹之，齿嚼令碎，纳入阴中良久，热如火。惟须日用无止，庶克有济。

 小户嫁痛秘方

【用法】 甘草三两，芍药半两，生姜十八铢，桂心六铢，以酒二升，煮三沸，去滓，尽服，神效。

 交接即痛秘方

【用法】 黄连一两半，牛膝、甘草各一两，以水四升，煮取二升，洗之，日四度。

神医华佗产科秘方

 安胎秘方

【用法】 厚朴（姜汁炒）、蕲艾（醋炒）各七分，当归（酒炒）、川芎各一钱五分，黄芪、荆芥穗各八分，菟丝子（酒泡）一钱，白芍（酒炒）二钱，羌活、甘草各五分，枳壳（面炒）六分，以水二碗，煎取一碗，临服时再用贝母去心为末一钱，以药冲服。此方功效极伟，凡妊娠七月者，服一剂；八月者，服二剂；九月、十月皆服三剂；临产服一剂。但凡胎动不安，势欲小产，及临产艰危，横生逆产，儿死腹中，皆可服之，极有奇效。惟预服者空心温服，保产及临产者，皆临时热服。一剂不足，继以二剂。如其人虚弱，可加人参三五分，更佳。迨已产后，切忌入口，慎之。

 妊娠恶阻秘方

【用法】 患者心中愦闷空烦，吐逆，恶闻食气，头眩体重，四肢百节，疼烦沉重，多卧少起，恶寒，汗出，疲极黄瘦。治用：半夏、生姜各三十铢，干地黄、茯苓各十八铢，橘皮、旋覆花、细辛、人参、芍药、芎、桔梗、甘草各十二铢，以水一斗，煮取三升，分三服。

 妊娠呕吐秘方

【用法】 青竹茹、橘皮各十八铢，茯苓、生姜各一两，半夏三十铢，以水六升，煮取二升半，分三服，不瘥重合。

妊娠吞酸秘方

【用法】 人参、白术、半夏、陈皮、茯苓、甘草（炙）、枳实（炒）神曲（炒）、砂仁（研）各五分，姜引水煎，食后服。

 妊娠心痛秘方

【用法】 青竹茹一升，白蜜三两，羊脂八两，三味合煎，食前服，如枣核大三枚，日三。

 妊娠腹痛秘方

【用法】 取鲜生地黄三斤，捣碎绞取汁，用清酒一升合煎，减半顿服。

 妊娠伤寒秘方

【用法】 石膏八两，大青、黄芩各三两，葱白一升，前胡、知母、栀子仁各四两，水七升，煮取二升半，去渣，分五服。相去如人行七八里久，再服。

 妊娠患疟秘方

【用法】 常山二两，黄芩三两，甘草一两，石膏八两，乌梅十四枚，以酒水各一升半，合渍药一宿，煮三四沸，去滓。初服六合，次服四合，后服二合，凡三服。

 妊娠霍乱秘方

【用法】 白术、紫苏、条芩各钱半，藿香、橘皮、甘草各一钱，砂仁（研）五分，姜枣引，水煎服。

 妊娠下痢秘方

【用法】 人参、黄芩、酸石榴皮各二两，椿皮四两，粳米三合，水七升，煮取二升半，分三服。

 妊娠尿血秘方

【用法】 黍穰，烧灰，酒服方寸匙，日三服。若气体虚寒者，宜用：桂心、鹿角屑、大豆黄卷各一两，共捣末，酒服方寸匙，日三服。

 妊娠子淋秘方

【用法】 地肤草、大黄各三两，知母、黄芩、猪苓、芍药、枳实（炙）、升麻、通草、甘草（炙）各二两，十味，以水八升，煮取三升，分三服。

 妊娠子痫秘方

【用法】 妊娠临月，忽闷愦不识人，吐逆眩倒，少醒复发，名为子痫，治用：贝母、葛根、丹皮（去心）、木防己、防风、当归、芎、肉桂、茯苓、泽泻、甘草（炙）各二两，独活、石膏、人参各三两，以水九升，煮取三升，分二服。贝母令人易产，若未临月者，升麻代之。

 妊娠子烦秘方

【用法】 妇人妊娠时，常若烦闷，是名子烦。方用：竹沥一升，麦冬、防风、黄芩各三两，茯苓四两，以水四升，合竹沥煮取二升，分三服。不瘥再作。

妊娠子悬秘方

【用法】 妇人妊娠五六月后，胎气不和，上凑心腹，胀满疼痛，谓之子悬。治用：紫苏、橘皮、大腹、川芎、白芍、当归各一钱，潞党参、甘草（炙）各五分，生姜一钱半，葱白七寸，水煎，空腹服。

妊娠子肿秘方

【用法】 妇人妊娠数月后，面目身体四肢水肿者，此由胎气泛滥，名曰子肿。方用：大腹皮、生姜皮、桑白皮、茯苓皮、白术、紫苏各三铢，大枣三枚，水煎汤，另以木香磨浓汁三匙，冲服。

妊娠子满秘方

【用法】 妇人妊娠至七八月，胎已长成，腹部膨大。逼迫子户，坐卧不宁，是名子满，治用：白术、黄芩、苏叶、枳壳、大腹皮各一钱半，砂仁（研）五分，甘草（炙）三分，生姜八分，水煎，空腹服。

妊娠子鸣秘方

【用法】 妇人妊娠至七八月时，向高取物，子在腹中，其口与所含之物脱离，遂发声而号，谓之子鸣。治法不必用药，但以豆一握，遍撒地上，令妇人俯身拾之，豆尽而病自止。

妊娠漏胞秘方

【用法】 妇人妊娠已达数月，经水犹时时来，是名漏胞。治用：赤小豆五升，种于湿地，令发芽，然后干之为末，温酒下方寸匙，日三服。得效便停。

胎动秘方

【用法】 用生地黄捣烂取汁，煎沸，入鸡子白一枚，搅服，颇效。或服安胎药（见前）亦佳。

 胎动下血秘方

【用法】 阿胶二两，川芎、当归、青竹茹各五两，以水一斗五升，煮银二斤，取六升，去银，纳药，煎取二升半，纳胶令烊，分三服。不瘥仍作。

 数堕胎秘方

【用法】 黄芪、吴茱萸、干姜、人参、甘草（炙）、芎、白术、当归、干地黄各二两，捣散，清酒服一匙半，日再服。加至两匙为度。或用熟艾（醋煮焙干为末）五斤。木鳖子（研细）五枚，代赭石二两（米醋淬七遍）。上同为末，煮枣肉为丸，梧桐子大，每服三十丸，米汤饮下。

 胎动欲堕秘方

【用法】 当归、芎、阿胶（炙）、人参各一两，大枣十二枚，以水三升，酒四升，合煮取二升半，分三服。五日一剂，频服三四剂，无所忌。

 顿仆胎动秘方

【用法】 当归、芎、甘草（炙）、阿胶（炙）、芍药各二两，艾叶三两，干地黄四两，以水五升，陈酒三升，合煮取三升，去滓纳胶，更上火令胶烊，分三服。日三服，不瘥更作。

胎动冲心秘方

【用法】 吴茱萸研末，酒调敷脚心，胎安即洗去。

 因惊胎动秘方

【用法】 黄连为末，酒下方寸匙，日三服。

 堕胎溢血秘方

【用法】 丹参十二两，以清酒五升煮取三升，分三服，日三服。

 临月滑胎秘方

【用法】 牵牛子一两，赤土一钱，共研末，白榆皮煎汤下，每服一钱。

 产难秘方

【用法】 槐枝二升，榆白皮、火麻仁各一升，瞿麦、通草各三两，牛膝五两，以水一斗二升，煮取三升半，分五服。

 漏胎难产秘方

【用法】 麻油半两，蜂蜜一两同入锅中，煮沸一食顷，温服，极效。

 逆生秘方

【用法】 以盐涂儿足底，又可急爪搔之，并以盐摩产妇腹上，即顺。

横生秘方

【用法】 菟丝子为末，酒或米汁服方寸匙，即生。车前子亦效，服如上法。

 胎死腹中秘方

【用法】 蟹爪一升，甘草一尺，阿胶三两，上三味，以东流水一斗，先煮蟹爪、甘草，得三升，去滓，次纳胶令烊，顿服之。不能分，再服。若人困，拗口纳药，药入即活。煎药作东向灶，用苇薪煮之。

 胞衣不下秘方

【用法】 牛膝、瞿麦各一两，当归、通草各一两半，桂心二两，葵子八两，以水九升，煮取三升，分三服。

 产后血晕秘方

【用法】 荷叶（炙）二枚，蒲黄一两，甘草（炙）二两，白蜜一匙，地黄汁半升，上以水三升，煮取一升，去滓，下蒲黄、蜜、地黄汁，暖服，立瘥。

 产后余血不尽秘方

【用法】 生地黄汁一升，芍药、甘草（炙）各二两，丹参四两，蜜一合，生姜汁半合，以水三升，煮取一升，去滓，纳地黄汁、蜜、姜汁，微火煎一二沸，一服三合，日二夜三。

产后恶露不绝秘方

【用法】 泽兰八分，当归、生地黄各三分，芍药十分，甘草（炙）六分，生姜十分，大枣十四枚，前七味以水九升，煮取三升，分三取。欲死涂身，得瘥。

产后发热秘方

【用法】 琥珀一两，生地黄半斤，将地黄于银器中炒烟尽，合地上，出火毒，研末。每琥珀一两，以地黄末二钱匀合，用童子小便，与酒中半，调下一钱，日三服。

产后血不快兼刺痛秘方

【用法】 五灵脂、蒲黄，以上等分捣成细末，每服二钱。米醋半杯，同熬成膏，再入水一杯，煎至七分，热服，痛如失。

产后烦闷秘方

【用法】 竹叶、麦冬（去心）、小麦各一升，甘草（炙）一两，生姜二两，大枣十四枚，以水一斗，煮竹叶小麦，取八升，去滓，纳余药，煮取三升，去滓分服。心虚悸，加人参二两。少气力，加粳米五合。

产后心痛秘方

【用法】 蜀椒二合，芍药三两，半夏、当归、桂心、人参、甘草（炙）各二两，生姜汁五合，茯苓二两，蜜一升，以水九升，煮椒令沸，下诸药煮取二升半，去滓，下姜汁、蜜等，更煎取三升。一服五合，渐至六合尽，勿冷餐。

产后腹痛秘方

【用法】 当归、芍药、干姜、芎各六分，四味捣散，酒下方寸匙，日三服。

产后中风秘方

【用法】 独活八两，葛根六两，生姜五两，甘草（炙）二两，以水六升，煮取三升，分三服，微汗佳。

产后下痢秘方

【用法】 赤石脂三两，甘草（炙）、当归、白术、黄连、干姜、秦皮各二两，蜀椒、附子（炮）各一两，捣筛，蜜丸如梧桐子大，酒下二十丸，日三服。

产后遗粪秘方

【用法】 矾石（烧）、牡蛎（熬）各等分，捣筛，酒下方寸匙。日三服。

产后便秘秘方

【用法】 人参、麻子仁、枳壳（麸炒），共捣筛，蜜和丸，梧桐子大，每服五十丸，米汤饮下。

产后遗溺秘方

【用法】 白薇、芍药各一两，共捣末，酒下一钱，日三服。

产后小便数频秘方

【用法】 鸡肶胵二三具，鸡肠三具洗，干地黄、当归、甘草、厚朴、人参各二两，生姜五两，大枣二十枚，水一斗，煮肶雁及肠、大枣，取七升，去滓，纳诸药，煎取三升半，分三服。

 产后淋沥秘方

【用法】 葵根二两，车前子一升，乱发（烧灰）、大黄、桂心、滑石各一两，通草二两，生姜六两，冬瓜汁七合，以水七升，煮取二升半，分三服。

 产后虚热头痛秘方

【用法】 白芍药、干地黄、牡蛎各五两，桂心三两，水一斗，煮取二升半，去滓，分三服，日三服。

 产后口噤秘方

【用法】 独活、生姜各五两，防风、秦艽、桂心、白术、甘草、当归、附子各三两，葛根二两，防己一两，以水一斗二升，煮取三升，去滓分三服。

 产后狂语秘方

【用法】 鹿肉三斤，芍药、独活、秦艽、黄芩、黄芪、半夏、干地黄、桂心、芎各二两，生姜六两，甘草、阿胶各一两，茯苓、人参各四两，以水二斗，先煮肉，得一斗二升，去肉，纳药，煎三升，去滓，纳胶令烊，分四服，日三夜一。

产后癫狂秘方

【用法】 辰砂（水飞）二钱，紫项地龙一条，乳汁三合，先以乳汁调辰砂，纳地龙沸之，刮净去地龙，入无灰酒一盏，分作三四次服，有效。

 产后惊风秘方

【用法】 荆芥穗（焙研）、黑豆（炒焦）各二钱，入醇酒一碗煎数沸，乘热灌入，立效。

 产后搐搦秘方

【用法】 鳔胶一两，以蛤粉炒焦去粉，捣为散，分三服。煎蝉蜕汤下。

 产后风痉秘方

【用法】 甘草、干地黄、麦冬、麻黄各十两，栝楼根、芎、黄芩各二两，杏仁五十枚，葛根半斤，以水一斗五升，酒五升，合煮葛根，取八升，去滓纳诸药，煮取三升，去滓，分再服。一剂不瘥，更作。

 产后风瘫秘方

【用法】 初起者用野蔷薇子（须择大红色），煮一两，酒煎服，一次即愈。如日久两手不能提举，可用蔷薇花四两，当归二两，红花一两，陈酒五斤，以各药纳酒中渍数日，随量饮之，两料痊愈。

产后蓐劳秘方

【用法】 猪肾（剖去脂）一具，香豉（绵裹）、白粳米、葱白各一两，前四味，以水三斗，煮取五升，去滓，任情服之。不瘥更作。如气体过虚者，可加入人参，当归各二两。

 产后虚劳秘方

【用法】 鹿肉四斤，干地黄、甘草、芎、黄芪、芍药、麦冬、茯苓各二两，人参、当归、生姜各一两，半夏一升，大枣二十枚，以水二斗五升煮肉，取一斗三升，去肉纳药，煎取五升，去滓，分四服，日三夜一。

 产后虚冷秘方

【用法】 紫石英、白石英、钟乳、赤石脂、石膏、茯苓、白术、桂心、芎、甘草各二两，人参、当归各三两，薤白六两，生姜八两，大枣二十枚。先将五石并为末，将各药以水一斗二升，煮取三升六合，去滓，分六服。

 产后盗汗秘方

【用法】 吴茱萸三两，以清酒三升渍一宿，煮取二升，去滓。半分之，顿服一升，日再。间日再作服。

 产后自汗秘方

【用法】 猪膏、生姜汁、白蜜各一升，清酒五合，前药煎令调和，五上五下，膏成，随意以酒服方寸匙。

产后口渴秘方

【用法】　栝楼四两，麦冬（去心），人参、干地黄各三两，甘草（炙）二两，干枣二十枚，土瓜根五两，以水八升，煮取二升半，分三服。

 产后腰痛秘方

【用法】　败酱草、当归各六分，川芎、白芍、桂心各六分，水煎，分二次服之，忌葱。

 产后崩中秘方

【用法】　荆芥穗五钱，炒黑煎服，立止。

 产后血闭秘方

【用法】　桃仁（去皮尖）二十枚，水一碗煎服，极效。

 产后血冲秘方

【用法】　血竭、没药各一钱，共研极细，童子小便，和酒调服。

 产后血痛秘方

【用法】　山楂二两，水煎浓汁，入糖若干，再煎之，趁热服下。

 产后衄血秘方

【用法】　荆芥穗三钱，炒黑研末，童子小便下，极效。

产后泻血秘方

【用法】 干艾叶（炙）半两，老姜半两，水煎浓汁，顿服。

 ## 产后呃逆秘方

【用法】 白豆蔻、丁香各五钱，共研末。桃仁煎汤下一钱，少顷再服，服尽自愈。

 ## 产后食阻秘方

【用法】 白术五两，生姜六两，以水酒各二升，缓火煎取一升，分二次温服之。

 ## 产后呕吐秘方

【用法】 赤芍、半夏（制）、泽兰叶、橘皮（去白）、人参各二钱，甘草（炙）一钱，生姜（焙）五分，水煎服。

 ## 产后心悸秘方

【用法】 人参、茯苓、麦冬（去心）、甘草（炙）各三两，桂心一两，大枣五十枚，石菖蒲、泽泻、薯蓣、干姜各二两，捣筛为末，炼蜜枣膏为丸，如梧桐子大，空腹酒下二十丸，日三夜一。不治，稍增至三十丸。

 ## 产后气喘秘方

【用法】 人参一两（研末），苏木二两，水二碗，煎苏木约一碗，调参末服下。

产后尿血秘方

【用法】 小蓟根、鲜生地黄、赤芍、木通、蒲黄、甘草梢、竹叶各一钱，滑石二钱，灯芯草四十九寸。

【附注】 应加："水煎顿服"。

 ### 产后带下秘方

【用法】 羊肉二斤，香豉、大蒜各三两，酥一杯，水煎服。

 ### 产后玉门不闭秘方

【用法】 石硫黄（研）、蛇床子各四分，菟丝子五分，吴茱萸六分，共捣散，以汤一升，投方寸匕以洗玉门，瘥止。

 ### 产后阴下脱秘方

【用法】 吴茱萸、蜀椒各一升，戎盐（如鸡子大一撮），此三味，皆熬令变色，为末，绵裹如半鸡子大，纳阴中，日一易。二十日瘥。若用：皂荚半两，半夏、大黄、细辛各十八铢，蛇床子三铢，五味捣末，用薄绢囊盛，大如指，纳阴中。日二易，即瘥。

 ### 产后子肠掉出秘方

【用法】 枳壳煎汤洗之，三五日后，自然脱落。惟宜慎避风寒。

 ### 产后肠出不收秘方

【用法】 脂麻油二斤，煎热入盆内，俟温令产妇坐盆中，则以皂荚尖烧枯去皮，研细末，吹鼻中，作嚏即收。

 产后阴癫秘方 ▶▶▶

【用法】 亦名子宫脱出，用人参二钱，黄芪（炙）、白术（炒）各半钱，甘草（炙）、陈皮（去白）各一钱，当归五分，升麻三分，生姜三片，大枣三枚，水煎服。连服三四剂自愈。则以荆芥穗、藿香叶、臭椿树皮各六七钱，煎汤，时时洗之。

 产后阴肿秘方 ▶▶▶

【用法】 羌活、防风各一两，煎汤熏洗，极效。

 产后阴冷秘方 ▶▶▶

【用法】 五加皮、杜仲各一斤，蛇床子、枸杞子各一升，乳床（即孔公蘖）半升，天冬四两，干姜三两，干地黄、丹参各二两，以绢袋盛，酒二斗，渍三宿，一服五合，日再。稍加一升佳。

神医华佗儿科秘方

小儿初生不啼秘方

【用法】 凡初生小儿，不能作声者，乃由难产少气所致。即取儿脐带向身却捋之，令气入腹。仍呵之至百度，啼声自发。

【附注】 此即人工呼吸，两千多年前华佗即发明矣。

初生小儿口噤不乳秘方

【用法】 赤足蜈蚣半枚，去足，炙令焦，研末。和以猪乳二合，分三四次服之，瘥止。

预解小儿胎毒秘方

【用法】 甘草一指节长，炙碎，以水二合，煎取一合，以绵染点儿口中。与以一蚬壳，当吐出胸中恶汁，嗣后儿饥渴，更与之，能令儿智慧无病，长生寿考。

浴儿秘方

【用法】 儿生三日，用桃根、李根、梅根各八两，此三味，以意着水多少，煮令三四沸，以浴儿，能除诸疮。

初生儿无皮秘方

【用法】 小儿初生无皮，但有红筋，是为受胎未足之证。可将米粉用绢袋包裹，扑小儿周身。数日后，肌肤自能发生。

 ### 初生儿惊啼不乳秘方

【用法】 犀角（锉屑）十一分，子芩五分，栀子仁、大黄各十分，虎睛一枚，上捣筛，蜜和丸如梧桐子大，每服七丸，大小量之。奶母忌热面。小儿热风痫，以乳汁或竹沥研三丸服之，瘥止。

 ### 初生儿呕吐不止秘方

【用法】 人乳二合，遽蓁茂少许，盐两粟米大，上三味，煎三两沸。牛黄两米许，研和与服，即瘥止。

 ### 初生儿不小便秘方

【用法】 人乳四合，葱白一寸，二味相和煎之，分为四服，即小便利，神效。

 ### 初生儿惊痫秘方

【用法】 钩藤二分，知母、子芩各四分，甘草（炙）、升麻、沙参各三分，寒水石六分，蚱蝉（去翅炙）一枚，蜣螂（炙）三枚，九味捣筛，以好蜜和薄沸，着铜钵，于沸汤上调之，搅不停手，如饴糖。煎成稍稍别出少许，一日啖如枣核大者一枚，日夜五六次，五六日啖三枚，百日儿四枚，二百日至三百日儿五枚，三岁儿啖七枚，以意量之。

 ### 小儿惊悸秘方

【用法】 钩藤、人参、蚱蝉（炙）、子芩各一分，蛇蜕皮（炙）三寸，龙齿四分，防风、泽泻各二分，石膏（碎）一两，竹沥一并，以水二升，并竹沥煎取七合，分数次服之，以瘥为度。

 ### 小儿夜啼秘方

【用法】　芎、防己、白术各二分，捣筛为散。和以乳，量其多少，与儿服之。又以儿母手掩脐中。又以摩儿头及脊。二十日儿，未能服散者，以乳汁和之，服如麻子一丸。

 ### 小儿客忤秘方

【用法】　本症之起，为有外人来，气息忤之。其候为频吐下青黄白色，水谷解离，腹痛夭纠，面色变易，虽形似痫症，但眼不上插耳。方用：龙胆、钩藤皮、柴胡、黄芩、桔梗、芍药、人参、当归、茯神、甘草（炙）各一分，蜣螂（炙）二分，大黄四分，以水一升，煎取五合。儿生一日至七日，分取一合为三服；生八日至十五日，分取一合半为三服；生十六日至二十余日，至四十日，尽以五合为三服；十岁亦准此。得下即止，勿复服也。

 ### 小儿症癖秘方

【用法】　牛黄二分，鳖甲（炙）、麦芽（熬）、柴胡、大黄、枳实（炙）、芎各二两，厚朴（炙）、茯苓、桂心、芍药、干姜各半两，捣筛，蜜丸如小豆，日三服，以意量之。

 ### 小儿心下生痞秘方

【用法】　芫花、黄芩各四分，大黄、雄黄各十分，捣筛为末，蜜和。更捣一千杵。三岁儿至一岁以下，服如粟米一丸。欲服丸纳儿喉中，令母与乳。

小儿痰结秘方

【用法】 芒硝（熬）四分，大黄四两，半夏二两，代赭一两，甘遂（熬）二两，巴豆（去心皮熬）三百枚，杏仁一百二十枚，捣筛，别捣巴豆、杏仁令如膏，捣数千杵，令相和。如嫌强，可纳蜜少许。百日儿服如胡豆十丸；过百日至一岁，服二十丸；余类推。当俟儿大便中药出为度。若不出，复与如初。

 ## 小儿羸瘦秘方

【用法】 芍药（炙令黄）十分，黄芪、鳖甲（炙）、人参各四分，柴胡八分，茯苓六分，甘草（炙）、干姜各二分，捣筛，蜜和为丸，如大豆，服五丸，日二服。

 ## 小儿食积秘方

【用法】 生地黄汁、生姜汁各三合，诃黎勒（研）四分，白蜜一匙，上相和，调匀。分温服之，微痢尤良。

 ## 小儿腹痛秘方

【用法】 鳖甲（炙）、郁李仁各八分，防葵、人参各五分，诃黎勒皮七颗，大黄四分，桑菌三分，前七味捣筛，蜜丸，大小量之。以酒、饮、乳服五丸至十丸。

 ## 小儿腹胀秘方

【用法】 甘草（炙）、鳖甲（炙）、柴胡、茯神、子芩各六分，诃黎勒皮十分，槟榔（带皮研）三颗，芍药、橘皮各三分，生姜、当归各四分，知母五分，大黄八分，以水一升半，煎取七合，分为数服，得泻病瘥。

 ## 小儿脾疳秘方

【用法】 使君子、藿香，二味等分研末，米汤饮下一钱。

 ## 小儿伤乳秘方

【用法】 大麦面微炒，水调一钱，服之极效。

 ## 小儿断乳秘方

【用法】 山栀（烧存性）一枚，雄黄、朱砂各二钱，黄丹五分，轻粉、麝香各一分，六味，捣筛。于伏断日，乘儿熟睡时，以脂麻油调敷眉上，醒后即不思食乳。

 ## 小儿霍乱吐痢秘方

【用法】 茯苓、桔梗、人参各六分，白术五分，甘草（炙）、厚朴（炙）各四分，水三升，煮取六合，去滓温服。

 ## 小儿霍乱空吐不痢秘方

【用法】 人参六分，生姜四分，厚朴（炙）二分，橘皮一分，兔骨（炙碎）一两，以水一升二合，煎取四合，服之即瘥。并用杏仁、盐皂荚末各少许，面和如枣核大，绵裹纳肛门，便通即去。奶母忌热面。

小儿霍乱空痢不吐秘方

【用法】 乌牛蔗草（思邈按：蔗即菜耳）一团，生姜、人参各三两，甜不醋浆水一升半，煎取五合。

小儿干霍乱秘方

【用法】 甘草（炙）四分，当归二分，石盐三分，以浆水一升半，煎取六合，别以牛黄、麝香各半钱匙研细，蜜半匙相和，以下灌之，即通。奶母忌面肉。

小儿吐痢秘方

【用法】 乱发（烧灰）二分，鹿角（为末）一分，以米饮服一刀圭，日三。

小儿哕气秘方

【用法】 生姜汁、牛乳各五合，二味合煎，取五合，分二服。

小儿伤寒秘方

【用法】 麦冬十八铢，石膏、寒水石、甘草各半两，桂心八铢，以水二升半，煮取一升半，分三服。

小儿寒热秘方

【用法】 雷丸二十枚，大黄四两，黄芩一两，苦参、石膏各三两，丹参二两，以水二斗，煮取一斗半，浴儿。避眼及阴，浴讫以粉粉之，勿厚衣，一宿复浴。

 小儿潮热秘方

【用法】 蜀漆、甘草、知母、龙骨、牡蛎各半两，以水四升煮取一升，去滓，一岁儿服半合，日再。

 小儿温疟秘方

【用法】 常山一两，小麦三合，淡竹叶一升，以水一升半，煮取五合，量儿大小分服。

 小儿胎疟秘方

【用法】 冰糖五钱，每日煎汤饮之，十日自愈。

 小儿瘅疟秘方

【用法】 黄丹二钱，以蜜与水相和服之，冷者酒服。

 小儿寒嗽秘方

【用法】 紫菀、杏仁、黄芩、当归、甘草、橘皮、青木香、麻黄、桂心各六铢，大黄一两，以水三升，煮取九合，去滓。六十日至百日儿，一服一合半；百日至二百日儿，一服三合。

 小儿痰喘秘方

【用法】 巴豆一粒，杵烂，绵裹塞鼻。男左女右，痰即自下。

小儿气痛秘方

▶▶▶

【用法】 莪术一钱，炮熟为末，热酒下之，自愈。

小儿变蒸秘方

▶▶▶

【用法】 小儿生三十二日一变，六十四日再变兼蒸，由是而至五百七十六日，凡经九变八蒸，乃始成人。其所以有此变蒸者，皆为荣其血脉，改其五脏，故一变毕，其情态忽觉有异，其候身热脉乱汗出，目睛不明，微似欲惊，不乳哺，上唇头起小白泡，状如珠，耳冷尻亦冷，单变小微，兼蒸增剧。治宜先发其汗，方用：麻黄（去节）、大黄各一分，杏仁（去皮尖熬令变色）二分，三味先捣麻黄、大黄为散，杏仁则捣如脂，乃细细内散，又捣令调和讫，纳密器中。一月儿服如小豆大一枚，以乳汁和服之，抱令得汗，汗出温粉粉之，勿使见风。百日儿服如枣核大，以儿大小量之，愈为度。若犹未愈，乃下之。方用：代赭、赤石脂各一两，巴豆（去心皮熬）三十枚，杏仁（去皮尖熬）五十枚，先捣前二味，为末，次以巴豆、杏仁别捣如霜，又纳二味，合捣三千杵，自相和。若硬，入少蜜更捣，密器中盛封之，三十日儿服如麻子一丸，与少乳汁令下喉，食顷后与少乳，勿令多，至日中当少下热除。若未全除，明旦更与一丸。百日儿服如小豆一丸，以此准量增减。此丸无所不治，惟代赭须真，若不能得，可代以左顾牡蛎。

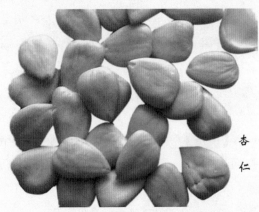

杏仁

小儿风寒秘方

▶▶▶

【用法】 防风、橘皮各三分，羌活、苏叶各二分，甘草一分，蝉蜕三枚，葱白一寸，生姜一片，煎热服取汗。

小儿狂躁秘方

【用法】 栀子仁七枚，豆豉半两，水一碗，煎七分，温服，或吐或不吐，俱立效。

小儿自汗盗汗秘方

【用法】 黄连、牡蛎、贝母各十八铢，捣筛和粉一片，粉儿身，极效。

小儿吐血秘方

【用法】 蛇蜕一枚，烧为末，以乳服之，颇良。

小儿小便不通秘方

【用法】 车前草一升，小麦一升，前二味，以水二升，煮取一升二合，去滓，煮粥服，日三四服。

小儿遗尿秘方

【用法】 瞿麦、石韦、龙胆、皂荚、桂心各半两，鸡肠草、人参各一两，捣末，蜜和丸如小豆大，食后服五丸，日三服。加至六七丸。

小儿泄泻秘方

【用法】 木鳖子一枚，煨熟去壳，加小丁香三粒，共为末。米糊丸，入小儿脐中，封以膏药自愈。

小儿下血秘方

【用法】 五倍子捣末，蜜和丸小豆大，米饮下，每服二十丸。

小儿黄疸秘方

【用法】 川黄连、胡黄连各一两，共为末，再以胡瓜一枚，去瓤留盖，纳药其中，合定后面里煨熟，去面捣成泥，更为丸，如绿豆大。每服三钱，温水调下。

小儿急惊风秘方

【用法】 连翘（去心研）、柴胡、地骨皮、龙胆草、钩藤、黄连、枝仁（炒黑）、黄芩（酒炒）、麦冬（去心）、木通、赤苓（去皮）、车前子、枳实（炒）各四分，甘草、薄荷各二分，滑石末八分，灯芯一团，淡竹叶三片，水煎，分数次服。凡急惊初起，宜服此剂，如服后痰热未除，宜使之微泄。

小儿慢惊风秘方

【用法】 胡椒、生姜（炮）、肉桂各一钱，丁香十粒，上捣成细末，灶心土三两，煮水极澄清，用以煎药，约得大半碗，频频灌之。再用熟地黄五钱，人参、当归、黄芪（炙）、破故纸、枣仁（炒研）、枸杞子各二钱，生姜（炮）、山萸肉、甘草（炙）、肉桂各一钱再加生姜三片，红枣三枚，核桃二枚，打碎为引，仍用灶心土二两，煮水煎药，取浓汁一茶杯，加附子五钱，煎水掺入，量儿大小，分数次服之。如咳嗽不止者，加栗壳一钱，金樱子一钱。如大热不退，加白芍一钱。泄泻不止，加丁香六分。只服一剂，即去附子。只用丁香七粒。此方治本病，极有效果。

小儿解颅秘方

【用法】 细辛、桂心各半两，干姜十八铢，前三味为末，以乳汁和敷颅上。干复敷之，儿面赤即愈。

小儿腮陷秘方

【用法】 乌头、附子各二钱，雄黄八分，先将前二味去皮脐捣末，次加入雄黄共研，并以葱白捣汁，和贴患处。

小儿赤眼秘方

【用法】 黄连为末，水调敷足心，甚佳。

小儿斗睛秘方

【用法】 眼珠固而不能动，是为斗睛。方用犀牛黄五分、白附子（炮）、肉桂、全蝎（炒）、川芎、石膏各一钱，白芷、藿香各二钱，共研末，蜜为丸，芡实大。每服一二丸，薄荷汤下。

小儿雀目秘方

【用法】 小儿一至晚间，忽不见物，是名雀目。治用：仙灵脾根、晚蚕蛾各五钱，甘草（炙）、射干各二钱五分，以羊肝一枚切开，掺药二钱扎定。以黑豆一合，米泔一盏，煮熟。分二次送下。

【附注】 仙灵脾即淫羊藿之古籍别名。

小儿目涩秘方

【用法】 月内小儿，目闭不开，或红肿羞明，或时时出血，是名目涩。治用：甘草一节，以猪胆汁炙为末，每用米泔水调少许，灌服。

 ## 小儿聤耳秘方

【用法】 小儿耳中时有脓汁流出，是名聤耳。以白矾、麝香共研匀，掺耳中，日夜各一次。

 ## 小儿耳烂秘方

【用法】 大枣煅灰存性，与轻粉等分研和，调敷数日，自愈。

 ## 小儿鼻疳秘方

【用法】 兰香药（烧灰）二钱，铜青五分，轻粉二分，日敷三次，当愈。

 ## 小儿鼻秘方

【用法】 小儿鼻下两道现赤色，有疮，是名鼻。以熊胆半分，用热汤化开涂之，极有效。

 ## 小儿鼻塞秘方

【用法】 杏仁半两，蜀椒、附子、细辛各六铢，以酽醋五合，渍药一宿，明日以猪脂五合，煎令附子色黄，膏成去滓，待冷更以涂絮，导鼻孔中，日再，兼摩顶。

小儿口疮秘方

【用法】 大青十八铢，黄连十二铢，以水三升，煮取一升五合，一服一合，日再夜一。

 小儿口噤秘方

【用法】 鹿角粉、大豆末，二味等分，和乳涂乳上，饮儿。

 小儿口中流涎秘方

【用法】 驴乳、猪乳各二升，此二味合煎得一升五合，服如杏仁许，三四服瘥。

 小儿重舌秘方

【用法】 黄柏以竹沥渍取汁液，细细点于舌上。或以赤小豆为末，和醋涂于舌上，亦效。

 小儿舌膜秘方

【用法】 凡初生小儿，有白膜一层，包被舌尖或遍及全舌，此名舌膜。急用指甲刮破令出血，以白矾（火煅研末）敷于舌上，自愈。

 小儿舌笋秘方

【用法】 小儿舌上忽发白泡一粒，名曰舌笋。患此者必不乳而啼哭，不治且死。即用鲜生地黄绞汁涂患处数次，自愈，如无鲜者，可用干生地黄以凉井水浸开，捣烂取汁，亦有效。

小儿舌疮秘方

【用法】 以桑白汁涂乳与儿饮之，或以羊蹄骨中生髓，和胡粉敷之亦效。

小儿舌肿秘方

【用法】 饮羊乳即瘥。或以砂糖纳醋中，满含口中，亦效。

小儿蛇舌秘方

【用法】 小儿之舌，常卷于两边口角，此名蛇舌。取木芙蓉根皮，或花叶捶极融烂，以鸡子二枚和匀，煎热待冷，敷心口及脐部，用布扎紧之，极效。或以明雄黄为末，点舌数次，亦佳。

小儿牙疳秘方

【用法】 雄黄一钱，铜青二钱，共为末；调敷。或以胆矾一钱，在匙上煅红，加麝香少许，研匀，敷齿上。

小儿咽肿秘方

【用法】 升麻、射干、大黄各一两，水一升五合，煎取八合，一岁儿分三服，以滓敷肿上，冷更暖以敷。大儿以意加之。

小儿喉痹秘方

【用法】 桂心、杏仁各半两，二味为末，以绵裹如枣大，含咽汁。

小儿唇紧秘方

【用法】　用齿苋捣汁洗之，极效。或以葵根烧灰，酥调涂之。

 小儿唇肿秘方

【用法】　用桑木汁涂之，肿自渐消。

 小儿颈软秘方

【用法】　生南星、生附子（去皮脐）各二钱，二味捣末，姜汁调为饼，贴天柱骨上，自愈。

 小儿脐肿秘方

【用法】　杏仁半两，猪颊车髓十二铢，上二味先研杏仁如脂，和髓敷脐中。肿止。

 小儿脐湿秘方

【用法】　白石脂，研极细，再熬令微暖，以粉脐疮，日三四度。

 小儿脐风秘方

【用法】　本症发生，必在儿生七日以内，其候面赤喘哑，脐上起青筋一条，自脐而上冲心口。宜乘其未达心口时，急以艾绒在此筋头上烧之，此筋即缩下寸许，再从缩下之筋上烧之，则其筋自消。而疾亦告痊。纳用薄荷三钱熬成浓汁，灌入二三口，不可过多，立愈如神。

小儿落脐疮秘方

【用法】 小儿落脐之时，脐汁未干，或因尿液浸沁，或由入浴时未曾将水拭干，因以成疮，治用：茯苓一钱，贝母、枯矾、三七各三分，雄黄二分，草纸灰五分，共研末掺脐内，用纸裹之，自愈。

 ## 小儿阴偏大秘方

【用法】 取鸡翅六茎，烧灰服之，随卵左右取翮。

 ## 小儿核肿秘方

【用法】 青木香、甘草、石膏、甘遂各十八铢，麝香三铢，大黄、前胡各一两，黄芩半两，水七升煮取一升九合，每服三合，日四夜二。

 ## 小儿阴肿秘方

【用法】 孤茎（炙）捣末，酒下极效。或绞取桑木白汁涂之。或捣垣衣，或以衣中白鱼敷之，均效。

 ## 小儿阴疮秘方

【用法】 黄连、胡粉二物等分研末，以香脂油和敷之。

 ## 小儿气癫秘方

【用法】 木瓜根、芍药、当归各一两，以水二升，煮取一升，服五合，日二。

小儿脱肛秘方

【用法】 文蛤四两，以水二升，煎汤。入朴硝四两，通手淋洗，至水冷方止，若觉热痛，可用熊胆加龙脑化涂之。

 小儿吞钱秘方

【用法】 烧火炭末，服方寸匙即出。或以腊月米汤，顿服半升。或浓煎艾汁服之，皆效。

 小儿发迟秘方

【用法】 揪叶捣取汁，敷头上立生。或烧鲫鱼灰末，以酱汁和敷之，亦效。

 小儿白秃秘方

【用法】 蔓荆子捣为末，以猪脂调涂秃处，久之发自生。或以芫花与豚脂和如泥，洗去痂敷之，日一度。

 小儿头疮秘方

【用法】 苦参、黄芩、黄连、黄柏、大黄、甘草、芎各一两，蒺藜三合，以水六升，煮取三升，渍布拓疮上，日数遍。

 小儿面疮秘方

【用法】 麻子五升为末，以水和，绞取汁，与蜜和敷之。若有白犬胆，敷之尤佳。

小儿胎热丹毒秘方

【用法】 初发时赤肿光亮，游走遍身，故一名赤游风。首用：升麻、葛根、白芍、柴胡、黄芩、栀子各一钱，木通、甘草各五分，以水二碗，煎取一碗，令子母同服。次用：金银花三钱，牛蒡子（炒）、防风、荆芥、当归、川芎、白芍、黄芩、连翘各八分，木通、甘草各四分，水煎服，子母共之，甚者加大黄及麻仁。

小儿恶疮秘方

【用法】 熬豉令黄，为末，敷疮上，不过三敷愈。

小儿浸淫疮秘方

【用法】 灶中黄土、发灰，各等分为末，以猪脂和敷之。

小儿黄烂疮秘方

【用法】 四交道中土、灶下土，各等分为末。敷之。亦治夜啼。又烧牛屎敷之。亦可灭瘢。

小儿鳞体秘方

【用法】 初生小儿，身如蛇皮鳞甲，名曰胎垢。宜用：白僵蚕去嘴为末，煎汤洗之，若加入蛇蜕更效。

小儿热毒痈疽秘方

【用法】 漏芦、连翘、白蔹、芒硝、甘草各六铢，升麻、枳实、麻

华佗养生秘方

黄、黄芩各九铢，大黄一两，以水一升半，煎取五合。儿生一日至七日，取一合分三服；八日至十五日者，取二合分三服；以后随小儿出生之日，据前例递增。

 小儿热疖秘方

【用法】　水银、胡粉、松脂各三两，先以猪脂四升，煎松脂，俟水气尽，下二物，搅至水银不见，敷之。

 小儿风疹秘方

【用法】　麻黄一两半，独活、射干、甘草、桂心、青木香、石膏、黄芩各一两，以水四升，煮取一升，三岁儿分为四服，日再。或以枯矾投入热酒中，马尾数条作团，蘸酒涂之，良佳。

 小儿瘰疬秘方

【用法】　连翘、独活、桑白皮、白头翁、丹皮、防风、黄柏、淡豆豉、肉桂、秦艽各五钱，海藻一钱五分，捣筛为末，蜜和丸，用灯芯煎汤下。

 小儿羊须疮秘方

【用法】　烟胶五钱，羊胡须一撮，轻粉一钱，共为末，湿则干搽，干则油调，搽上即瘥。

 小儿疥疮秘方

【用法】　雄黄（研）、雌黄（研）各一两，乌头一枚，松脂、乱发各一鸡子许，猪脂一升半，和煎之，候发梢乌头色黄黑，膏成，去滓，敷之。或热涂之。

 小儿水痘秘方 ▶▶▶

【**用法**】　柴胡、桔梗各一钱，茯苓二钱，生甘草、黄芩各五分，竹叶十片，灯草一团，水煎服，有痰者加天花粉三分，有食者加山楂二粒，麦芽三分，有火加黄连一分。

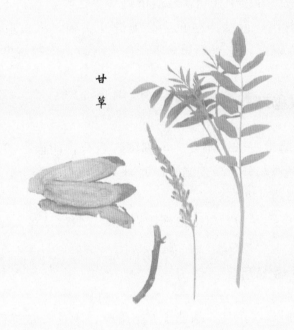

甘草

神医华佗杂科秘方

麻沸散秘方

【用法】 羊踯躅三钱，茉莉花根一钱，当归一两，石菖蒲三分，水煎服一碗。专治患者腹中症结，或成龟蛇鸟兽之类，各药不效，必须割破小腹，将前物取出。或脑内生虫，必须劈开头脑，将虫取出，则头风自去。服此能令人麻醉，忽忽不知人事，任人劈破，不知痛痒。

琼酥散秘方

【用法】 蟾酥一钱，半夏、羊踯躅各六分，胡椒一钱八分，川乌一钱八分，川椒一钱八分，荜茇二钱，共研为末，每服半分，陈酒调服。如欲大开，加白酒药一丸。

【附注】 本剂专为痈疽疮疡施用刀圭时，服之能令人不痛。

整骨麻药秘方

【用法】 川乌、草乌、胡茄子、羊踯躅、麻黄、姜黄各等分研为末，茶酒任用。甘草水解。

【附注】 本剂专为开取箭头时，服之令人不痛。

敷麻药秘方

【用法】 川乌尖、草乌尖、生南星、生半夏各五钱，胡椒一两，蟾酥四钱，荜茇五钱，细辛四钱，研成细末，用烧酒调敷。

【附注】 本剂专为施割症时，外部调敷之用，能令人知觉麻木，任

华佗养生秘方

割不痛。

解麻药秘方　▶▶▶

【用法】　人参五钱，生甘草三钱，陈皮五分，半夏一钱，白薇一钱
石菖蒲五分，茯苓五钱，以水煎成一碗，服之即醒。

【附注】　施剂以后，换皮后三日，诸症平复，宜急用药解之使醒。

神膏秘方　▶▶▶

【用法】　乳香、没药、血竭、儿茶、三七各二钱，冰片一钱，麝香
二分，热则加黄连一钱，腐则加轻粉一钱，有火则加煅龙骨一钱，欲速收
口则加珍珠一两，或加蟹黄（法取圆脐螃蟹，蒸熟取黄，晒干收用）二
钱，为末掺用。

或以前七药加豚脂半斤，蜂蜡一两，稍温用棉纸拖膏，贴痈疽破烂
处。若系杖伤，则三七须倍之。

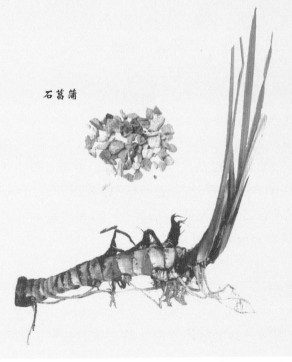

石菖蒲

【附注】 凡皮肤溃烂，欲使之去腐生新，及施割后，宜急用此膏敷之。

 接骨秘方

【用法】 羊踯躅三钱，炒大黄三钱，当归三钱，芍药三钱，丹皮二钱，生地黄五钱，土狗（捶碎）十个，土虱（捣烂）三十个，红花三钱，先将前药用酒煎成，再加自然铜末一钱，连汤服下。

【附注】 本剂专治跌伤打伤，手足折断，惟必先细心凑合端正后，以杉木板夹持之，不可顾患者之痛楚。再以下方使之服下。最多二服当愈，不必三服也。

 愈风秘方

【用法】 防风、羌活、五加皮、芍药、人参、丹参、薏苡仁、玄参、麦冬（去心）、干地黄、大黄、青木香各六分，松子仁、磁石各八分，槟榔子一钱，枳实（炙）、牛膝、茯神、桂心各八分，研为末，蜜和为丸，如梧桐子，以酒服十五丸，日再服。稍稍加至三十丸为度。忌猪肉、鱼、蒜、生葱、醋、芜荑。

 通便秘方

【用法】 熟地黄、玄参、当归各一两，川芎五钱，火麻仁一钱，大黄一钱，桃仁十个，红花三分，蜜一碗，和水煎服。

【附注】 久病之后，大便一月不通，毋庸着急。止补其真阴，使精足以生血，血足以润肠，大便自出。

 灌肠秘方

【用法】 豚胆一具，取汁入醋少许，取竹筒长三四寸者，以半纳谷道中，将汁灌入。一食顷，当便。又以花椒，豆豉水煎。用樗根汁，麻油，泔淀三味合灌之，亦下。又以桃白皮、苦参、艾、大枣煎灌亦下。兼疗痔痢，及生恶疮者。待施术时，药须微温，勿过热，勿过冷。

【附注】　大便闭结，常用之法，为用下剂。惟久用则成习性，故兼用本法。

利小便秘方

【用法】　以葱叶末端锐部，纳玉茎孔中，深达三寸许，以口微吹，便自通。又以盐末入葱吹之，令盐入茎孔中亦通。或以豚膀胱一具，于开孔处缚鹅翎管，吹之胀满，以丝缚扎上孔，即以翎管锐端入马口，手压膀胱，令气自尿管透入膀胱中，便自通。

【附注】　利小便药常品为车前、泽泻等，其效濡缓，不及用探尿管术之便。

按摩神术秘方

【用法】　凡人肢节腑脏，郁积而不宣，易成八疾：一曰风，二曰寒，三曰暑，四曰湿，五曰饥，六曰饱，七曰劳，八曰逸；凡斯诸疾，当未成时，当导而宣之，使内体巩固，外邪无目而入。迨既感受，宜相其机官，循其凑理，用手术按摩疏散之，其奏效视汤液丸散神速。述如下：

一、两手相捉纽捩，如洗手法。二、两手浅相差，翻覆向胸。三、两手相捉共按，左右同。四、以手如挽五石力弓，左右同。五、两手相重按徐徐捩身，左右同。六、作拳向前筑，左右同。七、作拳却顿，此是开胸法，左右同。八、如拓石法，左右同。九、以手反捶背，左右同。十、两手据地，缩身曲脊，向上三举。十一、两手抱头，宛转朝上，此是抽胁。十二、大坐斜身，偏欹如排山，左右同。十三、大坐伸两脚，即以一脚向前虚掣，左右同。十四、两手拒地回顾，此虎视法。左右同。十五、立地反勾身三举。十六、两手急相叉，以脚踏手足，左右同。十七、起立以脚前后虚踏，左右同。十八、大坐伸两脚，用当相手勾所伸脚着膝中，以手按之，左右同。以上十八法，不问老幼，日则能依此三遍者，一月后百病悉除，行及奔马，补益延年，能食，眼明轻健，不复疲乏。

 曼应圆秘方

【用法】 甘遂三两，芫花三两，大戟二两，巴豆（去皮）二两，干漆二两，皂角（去皮）七挺，大黄（煨）三两，三棱三两，蓬莪术二两，槟榔一两，木通一两，当归五两，雷丸一两，黑牵牛五两，桑白皮二两，五灵脂二两，硇砂三两，诃子（面裹熟，去面）一两，泽泻二两，栀子仁二两。

上药各细锉成末，入米醋二升，浸三日，入银石器中，慢火熬令醋尽，焙干，再炒黄黑色，存性，入下药：

木香、肉桂、陈皮（去白）、丁香、青皮（去皮）、肉豆蔻、黄芪、白术、没药、附子（泡裂去皮脐）各一两，芍药、川芎、白牵（干炒）、天南星（水煮）、鳖甲（裂浸醋，炙令黄）熟地黄、牡丹皮（酒浸一宿）、赤茯苓、芸薹子（炒）、干姜（炮裂去皮）各二两，共研为末，与前药相合，醋糊丸，绿豆大。修合时须在净室中，运以至诚方验。

【附注】 此方见《中藏经》卷下。

本方功用甚大，百疾可治。如遇结胸，油浆水下七丸。未动再服。积殢食症，水下三丸。水气通身肿，茯苓汤下五丸。隔噎，丁香汤下三丸。因积成劳，鳖甲汤下二丸。腹中一切痛，醋汤下七丸。小肠疝癖，茴香汤下三丸。大小便不通，蜜汤下五丸。心痛，茱萸汤下五丸。猝死，以小便下七丸。白痢，干姜汤下一丸。赤痢，甘草汤下一丸。胃冷吐食，丁香汤下二丸。

 交藤丸秘方

【用法】 何首乌即交藤根，赤白者佳，用一斤，茯苓五两，牛膝二两，共研为末，蜜为丸，酒下三十丸，忌食猪羊血。

【附注】 《中藏经》卷下。

本剂功能驻颜长寿，祛百疾。

补心丹秘方

【用法】 朱砂一分，雄黄一分，二物并研，白附子一钱（为末），以上拌匀以猪心血为丸如梧桐子大，更则以朱砂为衣，每服二丸。临卧用人参、石菖蒲汤下。常服一丸，能安魂魄，补心气，镇神灵。

【附注】 专治因惊失心，或因思虑过当，心气不宁，狂言妄语，叫呼奔走。

明目丹秘方

【用法】 雄黄五钱，兔粪二两，天灵盖（炙）一两，鳖甲一分，木香五钱，轻粉一分，为末。制法：酒一大升，大黄五钱，熬膏入前药为丸，弹子大，朱砂为衣。用时先烧安息香，令烟尽，吸之不嗽，非传尸也，不可用此药。若烟入口咳而不能禁止，乃传尸也，宜用此药，五更初服，勿使人知，以童子小便同酒共一盏化为丸服之。

【附注】 专治传尸虚痨，肌瘦面黄，呕吐，咳嗽不定。

醉仙丹秘方

【用法】 麻黄（水煮焙干为末）一两，天南星（炮）七个，黑附子（炮）三个，地龙（去土）七条，先将麻黄末入酒一升，熬成膏，入余药为丸，如弹子大。每日食后及临卧时用酒化一两，服下汗出即效。

【附注】 治五官虚气，风寒暑湿之邪，蓄积在中，久而不散，致偏枯不遂，麻木不仁。

五胜散秘方

【用法】 甘草、石膏、白术、五味子各一两，干姜（炮）三分，同为细末，每服以药二钱加水一盏，入生姜二片，枣子一个，同煎至七分，去滓温服。中满以盐煎，伤风头痛加荆芥煎。

【附注】 治四时伤寒冒风，身热头痛，昏倦寒痰，咳嗽及中满，伤寒三日以前，服无不效。

荜茇散秘方

【用法】 草荜茇、木鳖子（去壳），先研木鳖子令细，后入荜茇同研令匀，随左右鼻内搐之，每用一豆许。

【附注】 治牙痛极神验。

绛雪丹秘方

【用法】 硇砂、白矾各一大块如皂大，马牙硝一分，硝石四两，黄丹五钱，新巴豆六个，用粗瓷小碗一个，先煨令热，下前四药，次下黄丹，次下巴豆，须将巴豆先打破，逐个旋下，候焰尽又下一个，入蛇蜕皮一条，自然烧化，以砂矾成汁，候令结硬，研成细末。每用少许，以笔管吹在患处。

【附注】 治喉闭极神效。

碧雪丹秘方

【用法】 焰硝二两，生甘草二两，青黛五钱，僵蚕五钱，研为细末，取黄牛胆汁和之令匀，装入胆囊内，悬当风处，腊月合，过百日中用。

【附注】 治口疮及咽喉肿痛，即含化。

白龙散秘方

【用法】 白鳝粉一两，铜绿一钱，二味各先研成细末，再相合研匀，每用半钱，百沸汤化开，以手指洗眼。

【附注】 治风毒赤烂眼眶倒睫；冷热泪不止。

 ## 皂角散秘方

【用法】 黄牛角（锉细）一个，蛇蜕一条，猪牙皂角（锉细）五个，穿山甲（锉细）一只。

四药同入瓷瓶内，黄泥封固。候干，先以小火烧令烟出，后用大火煅令通红为度。取出摊冷，研成末。患者先以胡桃肉一个，分做四份，取一份于临卧时研细如糊，温酒送服，即睡。先引虫出，至五更时再用温酒调下药末二钱，至辰时更进一服，取下恶物，永除根本。

【附注】 治五种肠风泻血，下痢。粪前有血，号外痔；粪后有血，号内痔；大肠不收，号脱肛；谷道四面有努肉如乳头，号举痔；头上有孔，号漏痔；并皆治之。

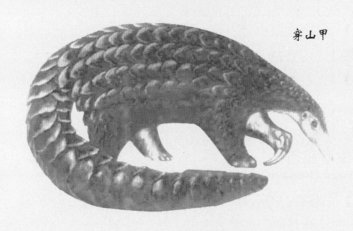

穿山甲

华佗养生秘方

神医华佗皮肤科秘方

 面多秘方

【用法】 患者面部不净，状如雀卵者甚多，俗名雀斑。可用苦酒（醋也），黄白术（白术而色黄者堪用），常以拭面，渐渐自去。

【附注】 静山按：以醋一两，浸白术二片，每日取出拭面数次，七天后，另换。

或以新生鸡子一枚，穿去其黄，以朱末（银朱末）一两纳其中，漆固。以鸡孵着（待母鸡孵卵时放在一起），倒出，取涂面，立去其白。

 面生黑痣秘方

【用法】 莽苊二分，桂心一分，此二味捣筛，以酢浆水。服方寸匙，日一，止即脱。内服栀子散，瘥。

【附注】 又名酸浆，野生，名酢浆草，杀诸小虫，恶疮，可外敷，可内服。

 面生疱秘方

【用法】 麝香三分，附子一两，当归、芎、细辛、杜仲、白芷、芍药各四分，前八味切碎，以腊月猪膏一升半，煎三上三下，去滓，下香膏以敷疱上，日三，瘥。

【附注】 肝疱即痤疮，青年多有之。此方应先用猪脂油煎后七味，三上三下，去滓，再将麝香研细加入搅拌均匀，装瓶敷用，勿令泄气。

面上粉滓秘方

【用法】 光明砂（研）四分，麝香二分，牛黄半分，水银四分（以面脂和研），雄黄三分，五味并精好药，捣筛研如粉，以面脂一升纳药中，和搅令极调，一如敷面脂法。以香浆水洗、敷药，避风。经宿粉滓落如蔓菁子状，此方秘不传。

【附注】 粉滓又名粉刺，成年人多有生之者。特录此方，以备患粉刺者之选用。

面色晦暗秘方

【用法】 羊脂、狗脂各一升，白芷半升，乌梅十四枚，大枣十枚，麝香少许，桃仁十四枚，甘草（炙）一尺，半夏（洗）半两，九味合煎（麝香研细，煎好后再加入），以白芷色黄，去滓涂面。二十日即变，五十日如玉光润。妙！

面上瘢痕秘方

【用法】 禹余粮、半夏，等分为末，鸡子黄调敷。先以布拭干，勿见风日，三十日。虽十年者亦灭。

眉毛稀疏秘方

【用法】 取七月乌麻花阴干为末，生乌麻油浸，每夜涂之。

头风白屑秘方

【用法】 蔓荆子一升，生附子三十枚，羊踯躅花、葶苈子各四两，零陵香二两，莲子草一握，上六味以绵裹，用油二升渍七日，每梳头常用之。

若发稀及秃处，即以铁精一两，以此膏油于瓷器中研，摩秃处，其发即生。

 ### 发落不生秘方

【用法】 蜀椒三两半，莽草二两，干姜、半夏、桂心、茹、附子、细辛各一两，以上捣筛极细，以生猪脂剥去筋膜，权取二十两，和前药合捣令消尽。药成，先以白米泔沐发令极净，每夜摩之。经四五日，其毛孔即渐生软细白皮毛。十五日后渐变作黑发。月余后发生五寸，即可停止。

 ### 发臭秘方

【用法】 佩兰叶煎水沸之，可除发臭。或煮鸡苏为汁，或烧灰淋汁沐之，均效。

 ### 令发不生秘方

【用法】 拨毛发后，以蟹脂涂之，永不复生。或取蚌壳烧灰研粉，和以鳖脂，拨动后即涂之，亦效。

 ### 毛虱秘方

【用法】 凡男女阴毛及腋毛等处常生有一种八角形之虫，名曰角虱。往往深入肌理，瘙痒异常，可用百部末研粉，渍上好烧酒中一宿，用以涂擦极效。或用除头虱之水银膏，擦之亦效。

【附注】 百部以烧酒浸，燃烧一分钟吹灭，涂皮肤治一切虱均极效。亦出自华佗。

 ### 唇裂秘方

【用法】 橄榄炒研末，以猪脂和涂之，极效。

嘴角疮秘方

【用法】 取新鲜杉木细枝一条，以烈火烧其上端，则末端有白色之浆流出，即取涂之，奇效。

腋臭秘方

【用法】 鸡舌香、藿香、青木香、胡粉各二两，为散，绵裹之，纳腋下。

手面皴裂秘方

【用法】 蜀椒四合，水煮去津，以手渍入，约半食顷，取出令干。须臾再渍，约三四次。干后涂以猪、羊脑即效。或以五倍子末与牛骨髓调和，填纳缝中亦效。

鸡眼秘方

【用法】 先将鸡眼以利刃剔开，次乃以生石灰、糯米尖、湿碱共研末，用冷水少许调和，以二三时即成糊。每晚临睡搽少许，数日即愈。

肉刺秘方

【用法】 以黑木耳取贴之自消烂，又不痛。宜以汤浸木耳，软乃用之。

疣目秘方

【用法】 疣目者，谓各部有疣子似目也。可用苦酒渍石灰六七日，取汁点疣上，小作疮，即落。

黑子秘方

【用法】 晚间临睡时用暖浆水洗面，以布揩黑子令赤痛，挑动黑子，水研白旃檀，取浓汁，涂其上。旦复以暖浆水洗面。

【附注】 白旃檀即白檀香木，暖浆即热水。

足茧秘方

【用法】 荸荠半枚，贴患处，越宿。次夕续为之，凡五六次，茧自连根脱落。

足汗秘方

【用法】 莱菔煎汁，时时洗之，自愈。

遍身风痒秘方

【用法】 蒺藜子苗煮汤洗之，立瘥。

干癣秘方

【用法】 干癣积年生痂，搔之黄水出，每逢阴雨即痒。治用：斑蝥半两，微炒为末，调敷之。

湿癣秘方

【用法】 刮疮令坼，火炙指摩之，以蛇床子末和猪脂敷之，瘥止。或用楮叶半斤，细切捣烂，涂癣上。（坼 chè，破裂）

癣疮秘方

【用法】 雄黄、硫黄各一两，羊蹄根、白糖、荷叶各一两，前五味以后三种捣如泥，合前二种更捣，和调以敷之。若强少以蜜解之，令濡，不过三，瘥。

疥疮秘方

【用法】 黄连十四铢，藜芦十二铢，大黄一两，干姜二四铢，茹十铢，莽草十二铢，羊踯躅十铢，上药捣筛，以猪脂二斤，微火向东煎之，三上三下。膏成去痂，汁尽敷之，极效，合时勿令妇人、鸡犬见之。

【附注】 合药时宜保持清洁，鸡犬家畜，自不宜见。妇人乃一种迷信思想。妇人亦可配药，见之何妨。

诸癞秘方

【用法】 凡癞病皆起于恶风及触犯忌害得之，初觉皮肤不仁，淫淫若痒如虫行，宜急疗之。此疾乃有八九种，皆须断米谷鲑肴，专食胡麻松术。治用：苦参五斤，锉细，以陈酒三斗，渍四五日，稍稍饮之二三合。外用：葎草一担，以水二石煮取一石洗之，不过三五度，当瘥。

【附注】 葎草，一名勒草，山野自生之一种野草，今罕用。甘草，或地丁可代之。

乌癞秘方

【用法】 本症初发与前症无异，惟其皮肉之中，或如有桃李者，隐赤黑，手足顽痹。手足不觉痛，脚下不得踏地，身体疮痛，两肘如绳缚，是名乌癞。治用：猬皮（炙）、魁蛤、蝮蛇头（末）、木虻（去翅足熬）各四枚，虻虫（去翅足熬）、蛴螬各一枚，并炙。鲮鲤甲（去头足炙），葛上亭长（炙）七枚，斑蝥（去翅足炙）七枚，蜈蚣（去头足炙）、附子（泡去皮）各三枚，蜘蛛（炙）五枚，水蛭一枚，雷丸三十枚，巴豆（去皮心熬）十五枚，大黄、真丹、桂心、射罔各一两，黄连一分，石膏二两，蜀椒三分，芒硝一分，龙骨三分，甘遂（熬）、矾石（烧）、滑石各一分，以上二十七味捣筛，蜜和丸，如胡豆。服二丸，日三。加之，以知为度。按此方各药，分两多寡殊异，当系记录差误，用时即以意量之。

白癞秘方

【用法】　凡癞病语声嘶，目视不明，四肢顽痹，肢节大热，身体手足隐疹起，往往正向在肉里。鼻有息肉，目生白珠，当瞳子，视无所见。此名白癞。治用：苦参五升，露蜂房（炙）五两，猬皮（炙）一具，曲三斤，以水三斗五合，合药渍四宿，去滓。炊米二斗，酿如常法，酒熟。食后饮三五合。渐增之，以知为度。

【附注】　此二方可以研究治疗大麻风，有一定意义。

风疹秘方

【用法】　以夏蚕沙一升，水煎去滓，遍浴全身，其疹自退。内用：白术为末，酒服一匙，日二服。仍忌风。

痱子秘方

【用法】　升麻煎服，并洗患处自愈。或以绿豆粉、蛤粉各二两，滑石一两，和匀扑之，亦效。

漆咬秘方

【用法】　可用韭叶捣烂敷之。或速以芥菜煮汤洗之，亦效。

漆疮秘方

【用法】　取莲叶干者一斤，水一斗，煮取五升，洗疮上，日再。

 ### 脚丫湿烂秘方

【用法】　熟石膏、枯矾各二钱，轻粉一钱，共研为末，湿则干敷。干则桐油调搽。

【附注】　脚丫湿烂，特效药甚少。此方曾实验，有效。

 ### 脚缝出水秘方

【用法】　黄丹三钱，花蕊石一钱，共研细末搽之，即止水。

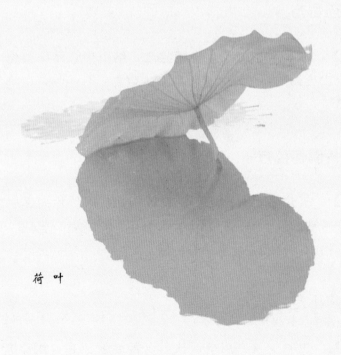

荷叶

华佗养生秘方

神医华佗伤科秘方

 ## 折骨秘方

【用法】 取大麻根叶，无问多少，捣取汁饮一小升。无生青者，以干者煮取汁服。治用：黄狗头骨一具，以汤去其皮毛，置炭火中煅之，去泥捣细末；另以牡蛎亦置炭火上煅之，临用时每狗骨末五钱，入牡蛎末三钱，官桂末二钱，并以糯米粥铺绢帛上，乃掺药在粥上，裹损伤处。大段折伤者，上更以竹片夹之，少时觉痒，不可抓扒，宜轻拭以手帕。一三日效。

 ## 伤筋秘方

【用法】 取蟹头中脑及足中髓熬之，纳疮中，筋即续生。或取旋覆草根洗净，去土捣之，量疮大小，取多少敷之。日一易，以瘥为度（量随加减）。

 ## 筋骨俱伤秘方

【用法】 捣烂生地黄熬之，以裹折伤处，以竹片夹裹之令遍，病上急缚，勿令转动。日十易，三日瘥。内服用：干地黄、当归、独活、苦参各二两，共捣末，酒服方寸匙，日三服。

 ## 折腕秘方

【用法】 生附子（去皮）四枚，以苦酒渍三宿，用脂膏一斤煎之，三上三下，膏成敷之。

折腕瘀血秘方

【用法】 虻虫（去足翅熬）、牡丹皮，二物各等分，酒服方寸匙，血化成水。或用：大黄六两，桂心二两，桃仁（去皮）六十枚，此三味以酒六升，煮取三升，分三服，当下血，瘥。

被击青肿秘方

【用法】 以新热羊肉敷之，或炙肥猪肉令热，拓上。又炙猪肝贴之，亦佳。

被击有瘀秘方

【用法】 刮青竹皮二升，乱发如鸡子大（烧灰）四枚，延胡索二两，以上捣散，以水酒各一升，煎三沸，顿服。日三四。或以：大黄二两，桃仁（去皮尖熬）、虻虫（去足翅熬）各二十一枚，捣散，蜜和丸。四丸即纳酒一升，煎取七合，服之。

伤腰秘方

【用法】 续断、大黄、破故纸、没药、红花、赤芍、当归尾、虎骨各二钱，鲮鲤甲、刘寄奴、自然铜（火煅醋淬）各一钱，丝瓜络半枚，以水和酒合煎，温服。极效。

从高堕下秘方

【用法】 阿胶（炙）、干姜各二两，艾叶、芍药各三两，以水八升，煮取三升，去滓。胶令烊，分二服。羸人须分三服。此方治因堕伤唾血，或吐血极效。并治金疮伤绝，及妇人产后崩中。

堕伤瘀血秘方

【用法】 蒲黄十分，当归、干姜、桂心各八分，大黄十二分，虻虫（去足翅熬）四分，捣散，空腹酒服方寸匙，日再。渐增至匙半，以瘥为度。又方煮大豆或小豆令熟，饮汁数升，和酒服之，弥佳。

 ## 堕马伤秘方

【用法】 当归（熬令香）、甘草（炙）、桂心、蜀椒各二分，芎（熬）六分，附子（炮）、泽兰（熬）各一分，捣散，酒服方寸匙，日三。此方大验，服之能令呼吸之间，不复大痛，三日后筋骨即相连。

 ## 头额跌破秘方

【用法】 白矾（煅令汁尽）、五倍子，前二味等分研和，敷伤处，血即止而不流。

 ## 因跌破脑秘方

【用法】 透明龙齿、人参、生地黄、象皮各三钱，龙脑三分，以上研和，再以地虱二十枚，蝼蛄三枚，各去头、翅捣烂，更入前药捣之，干为末。每服一钱，极效。或以蜂蜜和葱白捣匀厚涂，亦效。

 ## 颔脱秘方

【用法】 先令患者平身正坐，术者以两手托住下颔，向脑后送上关窍，即以布扎住。外用天南星研末，姜汁调敷两颔，越宿即愈。惟居处宜忌风寒。

破口伤秘方

【用法】 血竭二钱五分，没药五钱，龙骨（五花者）二钱（俱另研），灯芯一束，苏木二钱，桔梗五分，降真香四钱同苏另研，当归二钱，鸡一只，连毛用醋煮熟烂，捣作团，外用黄泥封固，以文武火煅干为末；再用红花二钱，焙为末；共为细末，掺于创口，立能止血。

 破伤风秘方

【用法】 南星、防风、白芷、天麻、白附子、羌活等分为末，每服二钱，热酒一盅调服。更敷伤处。牙紧反张者，每服三钱，黄酒调服。虽内有淤血者，亦愈。若已昏死，苟心腹尚温者，连进三服，亦可保全。

 金疮秘方

【用法】 初伤出血，即以小便淋洗。伤久者可用：文蛤、降真香、人参，三物各等分为末，干搽伤处。须扎紧。或用：枯矾七钱，乳香三钱，共为末掺之。如伤久已溃烂者，宜用乳香、没药（去共油）、三七（焙）、儿茶各三钱，麝香四分，冰片三分，共为末，以白蜜调敷，一次即愈。

 箭镞伤秘方

【用法】 凡箭镞入骨，不能得出，不可即拨动，恐其伤骨也。治宜用：巴豆（炮去壳勿焦）一粒，活蜣螂一枚，同研炒，涂于伤处。须臾痛定微痒，极难忍之时，方可拨动。取出镞，立瘥。

 杖伤秘方

【用法】 未杖之时，可先取野红花（按即小蓟）半斤，用烧酒四斤半，渍之越宿，即取出曝干。临刑时绢包二钱，噙口内，咽其汁，任刑不知痛。或用：土鳖（焙）五枚，苏木、乳香、没药各二钱，木耳、鲮鲤甲（穿山甲）、丹皮、枳壳、蒲黄、当归尾、木通、甘草各一钱，酒水共煎服，如服后不受杖，可服靛花水二杯解去之。初杖后，若欲散血消肿，可用胡椒二两，土鳖三十枚，当归尾一两五钱，木耳灰一两五钱，乳香、没药、杏仁、桃仁、发灰、血竭各三钱八分，自然铜（醋淬七次）五分，为末，别以胡椒两半，煮汁打糊为丸。每责十板，服药二钱，热酒送下。外用：大黄、白芷各两许，水煎浓汁揉洗伤处，以淤散见红为度。别以：猪脂三两，白蜡一两，樟脑一两，轻粉五钱，龙脑、麝香各三分为末，贴敷之。

夹伤秘方

【用法】 未受刑时如前法，可先服药。已夹后，随用朱砂末以烧酒调敷伤处，用一人以十指尖轻啄患者脚底，先觉痒，次觉痛为止。再用一二人以笔管于患者足面上轻轻赶之，助通血脉。候伤处凹者突起，四围肿大为度。即以闹杨花焙干为末，每服五分至七分。先饮酒至半酣，次服药，再饮至大醉，即静卧勿语。次日去敷药，再用：透骨草、天冬、天灵草（天灵草，见《中国药学大辞典》）南星、地骨皮、陈皮各等分，象皮倍用，水煎浸洗，日二三次。仍以闹杨花末如前法服之，三次痊愈。

跌打损伤秘方

【用法】 三七、大黄、丹皮、枳壳、大小蓟各三钱，当归、白芍、生地黄各五钱，红花一钱，桃仁十四枚，水酒各半，煎八分服。如日久疼痛，或皮肉不破而疼痛，可用水蛭切碎，以烈火炒焦黑研碎，加入前药中。最多三剂，决不再痛。惟水蛭必须炒黑，万不可半生，否则反有害于人。

铁针入肉秘方

▶▶▶

【用法】 生磁石一两研末，以芸苔子油调敷皮外，离针入处约寸许，渐移至针口，由受伤原口而出，极神效。

 ## 水银入肉秘方

▶▶▶

【用法】 金属薄板如银、铜、铅、锡等片，时时在入口部熨帖，则水银自能出而侵蚀各金，俟各金上融合已足，更易之，至罄而止。

 ## 瓷片入肉秘方

▶▶▶

【用法】 择三角形银杏果实去壳及心，渍芸苔子油中越宿，即取出捣烂，敷贴患部，日更易之，数次即愈。

 ## 骨刺入肉秘方

▶▶▶

【用法】 以牛膝根茎合捣，敷之即出。纵疮合，其刺犹自出，或以鹿脑厚敷上，燥复易之，半日即出。

神医华佗急救秘方

救缢死秘方

【用法】　凡自缢死，旦至暮，虽已冷，必可活。暮至旦，则难疗。此谓其昼则阳盛，其气易通；夜则阴盛，其气难通也。治法先徐徐抱解其绳，不得截断上下，安被卧之。一人以脚踏其两肩，手挽其发，勿纵之。一人以手按据胸上，数动之。一人摩捋臂胫屈伸之，若已僵，但渐渐强屈之。并按其腹，如是一炊顷，气从口出，呼吸眼开，而犹引按莫置，亦勿苦劳之。并稍稍与以粥汤，自能回生。或以：山羊血、石菖蒲、苏叶各二钱，人参、半夏各三钱，红花、皂角刺、麝香各一钱，各为末，蜜为丸，如龙眼核大。酒化开，即以入口含药水，用葱管送入死人喉内，少顷即活。此丸神效之极，惟修合之时，以端午日为佳。

【附注】　此迷信说法，配药不一定在端午日，何时均可。

救溺死秘方

【用法】　以灶中灰布地令厚五寸，以甑倒着灰上。令死者伏于甑上，使头少垂下。炒盐二方寸匙，纳竹管中，吹下孔中（静山按：下孔即肛门也），即当吐水。水下因去甑，以死人着灰中，拥身使出鼻口即活。或以一人，将死者双足反背在肩上，行二里许，则水必由口而出，乃置之灰内半日，任其不动。然后以生半夏丸纳鼻孔中，必取嚏而苏。急以人参三钱，茯苓一两，白术、薏苡仁、车前各五钱，肉桂一钱，煎汤半盏灌之，无不生全也。

救冻死秘方

【用法】　以大器中熬灰使暖，盛以囊，敷其心上，冷即易。心暖气通，目得转，口乃开，可温稀粥稍稍吞之，即活。若不先温其心，使持火灸身，冷气与火争，立死。

救猝死秘方

【用法】 以葱刺鼻中，鼻中血出者勿怪，无血难疗之，有血者是活候也。欲苏时，当捧两手，莫放之，须臾死人自当举手捞人，言痛乃止。男刺左，女刺右，令入七寸余，无苦立效。

救中恶秘方

【用法】 本症之候，为卒然心腹绞痛闷绝，诊其脉，紧大而浮者死，紧细而微者生。治用：麝香一分，青木香、生犀角各二分，研为散，空腹热水下方寸匙，日二，立效。未止更作。一面灸两足大拇指甲后聚毛中，各灸二七壮，即愈。

【附注】 灸处为肝之井穴大敦也。

救客忤秘方

【用法】 客忤者，谓邪客之气，卒犯忤人精神也。喜于道间门外得之，其状心腹绞痛胀满，气冲心胸，或即闷绝，不复识人。治宜灸鼻下人中三十壮，自愈。并以：麝香一钱，茯神、人参、天冬（去心）、鬼臼、石菖蒲各等分，以蜜丸如桐子大，每服十丸，日三。

救卒魇秘方

【用法】 卒魇者，谓梦里为鬼邪所魇屈也。切勿以火照之，否则杀人。但痛啮其脚踵及足拇指甲际，而多唾其面，则觉寤。或以皂荚末用竹筒吹两鼻孔中，即起。平时宜常以人参、茯神、茯苓、远志（去心）、赤石脂、龙骨、干姜、当归、甘草（炙）、白术、芍药、大枣（去核）、桂心、防风、紫菀各二两，以水一斗二升，煮取三升半，分为五服，日三夜二。

救鬼击秘方

【用法】 鬼击者谓鬼疠之气，击着于人也，得之无渐，卒者如人以刀矛刺状。胸胁腹内，绞急切痛，不可抑按，或即吐血，或鼻中出血，或下血。治法：灸脐上一寸七壮（脐上一寸任脉穴各水分），及两踵白肉际自愈（两踵白肉际即膀胱经仆参穴）或以特生矾石（烧半日研）、皂荚（去皮、子炙）、雄黄（研）、藜芦（熬），以上等分，捣为末。取如大豆许，以管吹入鼻中，得嚏则气通便活，若未嚏，复更吹之，得嚏为度。

救尸厥秘方

【用法】 人参一两，白术、半夏、茯苓各五钱，石菖蒲一钱，陈皮五分，水煎服，一剂可愈。或以白马尾二七茎，白马前脚甲二枚烧之，以苦酒丸如小豆大，开口吞二丸，须臾更服一丸。

救痰厥秘方

【用法】 先以皂角刺为末，用鹅翎管吹入鼻孔，取嚏为度。次以：人参、茯苓、半夏、天南星各三钱，白术五钱，白芥子一钱，生附子五分，生姜一块，捣汁以酒与水各一碗，煎取一碗，温服。俟痰水吐尽，即令安睡，醒后再以：人参、白薇、半夏各一钱，茯苓、白芥子各三钱，白术五钱，陈皮、甘草各五分，水煎服，一剂痊愈。

救惊死秘方

【用法】 急用醇酒一二杯，乘热灌之，自活。

救跌死秘方

【用法】　急扶起，令盘脚坐地上，手提其发。取生半夏末吹入鼻中，并用生姜汁灌之，或糖水趁热服之，散去其淤血。

救击死秘方

【用法】　取松节一二升捣碎，入铁锅内炒之，以发青烟为度。用陈酒二三升，四围冲入，去滓，令温服，即活。

救自刎秘方

【用法】　宜于气未绝，身未冷时，先将头垫正，直刀口合拢，拭去鲜血。急取大公鸡一羽，生剥其皮，乘热包贴患处，不久自愈。

酒醉不醒秘方

【用法】　饮葛根汁一斗二升，取醒为度。或用蔓菁菜并少米熟煮，去滓，冷之，使饮，则良。

救电殛秘方

【用法】　以潮润砂土铺地，令患者身卧其上，再以湿砂满铺于身，仅留口鼻，以司呼吸，久而自醒。

救中蛊毒秘方

【用法】　人有养畜蛊毒以患者者，受毒者心腹切痛，如有物啮，或吐下血，不即治疗，食入五脏尽即死。欲知是蛊与否，当令患者唾水，沉者是，浮者非也。治用：巴豆（去心皮熬）十枚，豉（熬）半升，釜底墨方寸匙，捣筛为散，清旦以酒服如箭头大小，行蛊主当自至门，勿应之，去到家，立知其姓名。或以：雄黄、朱砂、藜芦（炙）、马目毒公、皂荚（去皮子炙）、莽草（炙）、巴豆（去心皮熬）各二分共捣筛，蜜丸如大豆许，服三丸，当转下，先利清水，次出蛇等。常烦闷者，依常法可用鸭羹补之。

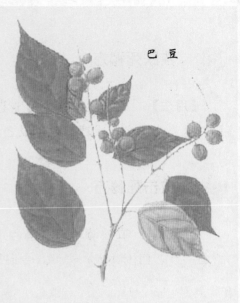

巴豆

【附注】 马目毒公，即鬼臼之古籍别名，详见《本经》。

 ### 救中毒秘方

【用法】 锉芦根，煮汁，饮一二升，良。

【附注】 锉芦根，即河豚之古名。

 ### 救中蟹毒秘方

【用法】 凡蟹未经霜者多毒，可用紫苏煮汁饮之，三升。以子汁饮之，亦治。

【附注】 子汁即苏子煎浓汁饮之。

 ### 救中鱼毒秘方

【用法】 浓煮橘皮饮汁，或饮冬瓜汁，亦效。

救中诸肉毒秘方

【用法】 黄蘗末，服方寸匙，未解者，数服。

 救中巴豆毒秘方

【用法】 黄连、小豆、霍汁、大豆汁，并可解之。

 中射罔毒秘方

【用法】 姜汁，大豆，猪、犬血，并解之。

 中踯躅毒秘方

【用法】 饮栀子汁即解。

 中芫花毒秘方

【用法】 防风、甘草、葛根、桂枝，并解之。

 中半夏毒秘方

【用法】 生姜汁、干姜汁并解之。

 中附子毒秘方

【用法】 大豆汁、远志汁，并可解之。中乌头毒同治。

中杏仁毒秘方

【用法】 以蓝子汁解之。

 ### 中莨菪毒秘方

【用法】 煮甘草汁，捣蓝子汁饮之，并良。

 ### 中钩吻毒秘方

【用法】 荠苨八两，水六升，煮取三升，服五合，日五服。

 ### 中木鳖毒秘方

【用法】 肉桂煎汁服，立愈。

 ### 中诸毒秘方

【用法】 取甘草煮浓汁，多饮之。或煮大豆汁令浓，多饮之。无大豆，豉亦佳。又煮荠苨令浓，饮一二升。如卒无可煮，嚼食之，亦可作散服之。又凡煮此类药汁解毒者，不可热饮，因诸毒得热更甚也，宜使小冷为良。

 ### 中砒毒秘方

【用法】 初中毒时，可用生甘草三两煎浓汁，加羊血半碗，和匀饮之令吐。如仍不吐，是为毒已入腹，此时五脏欲裂，腹必大痛。即用：大黄二两，生甘草五钱，白矾一两，当归三两，水煎汁，数碗，饮之，立时大泻，即生。

中水银毒秘方

【用法】 草木灰煎浓汁饮之，即解。

 ## 中雄黄毒秘方

【用法】 饮防己汁即解。

 ## 中胡粉毒秘方

【用法】 患者面青腹肿，坠痛欲死，是其候也。急用白蜜调脂麻令多饮，自解。

 ## 中轻粉毒秘方

【用法】 金银花、山慈姑、紫草各一两，乳香、没药各五钱，以盐水六碗，陈酒五碗，煎取六七碗，空腹温服，取汗避风。

 ## 汤火伤秘方

【用法】 外用未熬麻油，和栀子仁末涂之，以厚为佳。已成疮者，筛白糖灰粉之，即瘥。内服用：大黄、生甘草各五钱，荆芥、黄芩、防风各三钱，黄芪、茯苓各三两，当归四两，水煎服，一二剂愈。

 ## 虎伤秘方

【用法】 凡人被虎咬伤后，血必涌出，伤口溃烂，痛不可忍。急烧青布以熏疮口，毒即出。再煮葛根汁，令浓洗之，日十度。并捣葛根为散，葛汁下之，每服一方寸匙，日五，甚者夜二。又方急用猪肉贴之，随

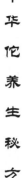

贴随化，随化随易。并以地榆一斤为细末，加入三七根末三两，若参末四两，和匀掺之，血止而痛自定。

 犬咬伤秘方

【用法】　先嘬却恶血，灸疮中十壮，以后日灸一壮，满百乃止。又凡狧犬咬伤，七日一发，过三七日不发，则脱。故每届七日，辄饮蕹汁一二升，过百日乃为大免。终身戒食犬肉、蚕蛹，再发不救。

 猪啮伤秘方

【用法】　炼松脂贴上，或用屋溜中泥以敷之，亦佳。

 毒蛇啮秘方

【用法】　取慈姑草捣以敷之，即瘥。其草似燕尾者是，大效。或捣射罔涂肿上，血出，乃瘥。

 青蝰蛇螫秘方

【用法】　此蛇色正绿，喜缘木及竹上，与竹木一色。人入竹林中游行，卒不及觉察，落于头背上，啮人即死。俗名青条蛇，其尾二三寸色异者，名属蛇，毒尤烈。疗法：破乌鸡热敷之，或以雄黄、干姜各等分捣筛，和以射罔，着小竹管中，带之行，有急便用敷疮，兼疗诸蛇毒。

 蝮蛇螫秘方

【用法】　蝮蛇形不长，头扁口尖，头斑，身赤文斑。亦有青黑色者。人犯之头腹贴相着是也。其毒最烈，草行不可不慎。治用：细辛、雄黄，各等分研末，以纳疮中，日三四敷之。或烧蜈蚣末敷疮上，亦效。平时用桂心、栝楼各等分为末，以小竹筒密塞之，出外时佩用，如卒为蝮蛇所螫，即敷之。此药并疗诸蛇毒，惟塞不密，则气歇，不中用。

虺蛇螫秘方

【用法】　以头垢敷疮中立愈。或捣葎草敷之，亦效。

诸蛇螫秘方

【用法】　此云诸蛇，非前见三种。盖谓赤、黄颔之属。治法急以绳缚创上寸许，则毒气不得走，一面令人以口嗍所螫处，取毒数唾去之，毒尽即不复痛。口嗍当少痛，无苦状。或觅取紫苋菜捣、饮汁一升，其滓以少水和涂疮上。又捣冬瓜根以敷之。或嚼干姜敷之。或煮吴茱萸汤渍之，均效。

蜈蚣螫秘方

【用法】　割鸡冠取血涂之瘥。或嚼大蒜、小蒜、桑白汁等涂之。或按蓝汁渍之，或以蜗牛擦取汁，点入螫处。

蜘蛛螫秘方

【用法】　取萝摩草捣如泥封之，日二三，毒化作脓。脓出，频着勿停。或以乌麻油和胡粉如泥涂之，干即易去，瘥止。又方用：枣叶、柏叶（各五月五日采阴干）、生铁衣、晚蚕砂各等分为末，以生麻油和如泥，先灸咬处涂之。又治蜘蛛咬，遍身生丝，可急用羊乳一升饮之，数日即愈。

【附注】　生铁衣即生铁锈。

蝎子螫秘方

【用法】 预于五月五日，采蜀葵花、石榴花、艾心三物，俱阴干之，等分为末，和水涂螫处，立愈。

 诸虫豸螫伤秘方

【用法】 取大蓝汁一碗，入雄黄、麝香二物，随意多少，细研投篮中，以点咬处。有是毒者，即并细服其汁，神效之极。亦治蜘蛛咬伤。

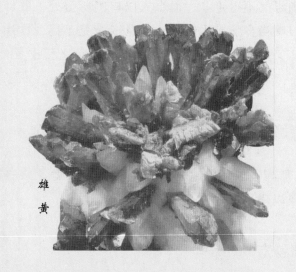

雄黄

神医华佗结毒科秘方

 白浊秘方

【用法】 桑螵蛸（炙）、白龙骨，二味等分为末，空腹盐汤下二钱，日三。

 赤浊秘方

【用法】 菟丝子、麦冬等分为末，蜜丸梧桐子大，盐汤下，每服七十丸。

 赤白浊秘方

【用法】 石菖蒲、萆薢、益智仁、乌药各一两，水煎八分，温服，以瘥为度。

 秽疮风毒秘方

【用法】 土茯苓三斤，生黄芪一斤，当归八两，先以水三十碗，将土茯苓煎汤，取黄芪、当归拌匀微炒，干磨为末，蜜为丸。白汤下三钱，日三，一剂当效。

 秽疮结毒秘方

【用法】 麦冬三两，甘草一两，桔梗、黄芩、连翘、贝母、寒水石（研细末）各三钱，土茯苓、夏枯草各二两。先以水三升，煎各药得一升半，乃调寒水石末温服，一剂瘥，二剂效。即已经鼻梁脱落及前阴溃烂者，亦能见效。

秽疮鼻柱将落秘方

【用法】 人参一两，麦冬三两，金银花三两，桔梗一两，苏叶五钱，甘草一两，水五碗，煎取一碗。一剂能辨知香臭而不落矣。

秽疮前阴腐烂秘方

【用法】 金银花半斤，土茯苓四两，当归、熟地黄各二两，黄柏一两，山茱萸三钱，肉桂二钱，北五味子一钱，捣末，每日沸水调服一两，其功效能阻止前阴溃烂。即已脱落者，亦能重生。

秽疮成圈秘方

【用法】 本症因疮发已久，行将结痂，复犯房室，遂致作痛生圈。治宜大补气血。以人参、茯苓、甘草各二钱，当归、白术、黄芪各三钱，熟地黄、土茯苓各五钱，芎一钱，柴胡五分，肉桂三分，以上水煎服，约十剂，当瘥。虚甚者以多服为妙。外用人参、粉霜、甘草、丹砂、槐米各一钱，石膏二钱，龙脑三分，共研细末，猪胆调搽，极效。

秽疮生癣秘方

【用法】 是为女子感染男子余毒而生者，或疮已告痊，因偶食牛肉，或当风洗浴，或房室过劳，遂致肤上毒结不散，因而生癣。其候或血干而起白屑者有之，或肉碎而流红水以致淋漓臭秽者有之。内服用：天花粉、威灵仙、胡麻、槐角、甘草各二钱，生地黄、麦冬、天冬各三钱，当归、黄芪各五钱，柴胡、乳香末各一钱，荆芥一钱五分，白鲜皮一钱，以水煎服，约需十剂。外用黄柏、雄黄各二钱，孩儿茶三钱，没药、轻粉、粉霜、枯矾各一钱，丹砂五分，龙脑三分，蜗牛十个，共为末，猪胆调搽，日数次，三日渐愈。

 ### 翻花秽疮秘方

【用法】 黄芪一两，土茯苓二两，白芍、茯苓各五钱，人参、甘草各三钱，当归、白矾各二钱，水煎服四剂，重者十剂。外用龙脑、黄柏（炒）、胡粉各二钱，百花霜、黄丹（水飞）、生甘草各三钱，蚯蚓粪（火焙干）一两，各研细末，点搽自愈。

 ### 阳性秽疮秘方

【用法】 秽疮有阴阳性之分，凡色红作痛而高突者，是为阳性。治宜补气之药，佐以化毒之味。方用：人参、白术各五钱，甘草、茯苓各三钱，半夏一钱，陈皮五分，土茯苓、金银花各一两，以水煎服，十余剂瘥止。外用搽药。

 ### 阴性秽疮秘方

【用法】 本症之候与前症相反，即色虽红而低陷，且患部不痛而痒。治宜补血之药，而辅以消毒之品。方用：熟地黄、当归各五钱，川芎、茯苓、甘草、天花粉各二钱，白芍一钱，金银花、土茯苓各一两，水煎服，二十剂。外用：丹砂、粉霜、甘草各一钱，雄黄二钱，孩儿茶三钱，露蜂房（烧灰）五分，龙脑三分，各为细末和匀，猪胆调搽自愈。前症亦可用此药搽之。

 ### 下疳秘方

【用法】 初起时即用生黄芪、土茯苓各三两，生甘草三钱，水煎服数剂。外用：轻粉、乳香、百草霜各一钱，孩儿茶三钱，黄柏五钱，水粉、龙脑各三分，共研为末，猪胆调搽。

 横痃秘方 ▶▶▶

【用法】　鲮鲤甲五钱，猪苓二钱，前二味并以醋炙研末，酒下二钱。

 鱼口秘方 ▶▶▶

【用法】　雄黄、乳香各二两，黄柏一两，此三味，共为细末，用新汲水调敷，肿处自消。

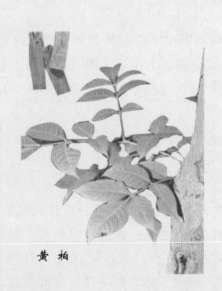

黄　柏

神医华佗奇症秘方

腹中生应声虫秘方

【用法】　人腹中忽生应声虫，古人治法，将本草读之，遇虫不应声者，用之即愈。兹更有便法一，省读本草之劳，即用生甘草与白矾等分，不须二钱，饮下即愈。

【附注】　古书记载，实无人见之。

鼻中生红线秘方

【用法】　鼻中伸出红线一条，长尺许，少动之则痛欲死。方用硼砂、龙脑各一分研末，以人乳调之，轻点在红线中间，忽觉有人拳其背，红线顷刻即消，诚称奇绝。

【附注】　须出其不意，冷不防以拳击之方效。

耳中蚁斗秘方

【用法】　凡人耳中忽闻有蚂蚁战斗之声者，是为肾水耗尽，又加怒气伤肝所致，方用：白芍、熟地黄、山茱萸各三两，麦冬一两，柴胡、栀子各三钱，白芥子一钱，水煎服，数剂后，战斗之声渐远，一月而愈。

耳中奇痒秘方

【用法】　耳中作痒，以木刺之，仍不能止，必以铁刀刺其底，铮铮作声，始觉愉快，否则痒极欲死。方用：龙骨一钱，皂角刺二条，煅烧存性。龙脑三分，雄鼠屎一枚，共研为末，鼠胆水调匀后，再以人乳调如糊，尽抹入耳孔内。初时痒不可忍，须有人执定其两手，痒定而自愈矣。

脊缝生虱秘方

【用法】 本症之原因，为肾中有风，得阳气吹之，即脊部裂开一缝，出虱千余，方用：蓖麻三粒，研成如膏，用红枣三枚，捣成为丸，如弹丸大，火烧之，熏于衣上；虱即死，两缝亦自合矣。

粪便前后互易秘方

【用法】 本症之原因，为夏季感受暑热，患者粪从前阴出，溺从后阴出，前后倒置，失其常度。法用：车前子三两，煎汤三碗，顿服即愈。

鬼胎秘方

【用法】 患者腹部膨大，状如妊娠，惟形容憔悴，面目黧黑，骨干毛枯，是由室女或思妇，不克抑制欲念，邪物凭之，遂生此症。治用：红花半斤，大黄五钱，雷丸三钱，水煎服后，越宿即下血如鸡肝者数百片而愈。自后再多服补益之剂调治之。

热毒攻心秘方

【用法】 患者头角忽生疮疖，第一日头重如山，越日即变青紫，再越日青紫及于全身即死。本症多得之于常服媚药，初起时速用金银花一斤，煎汁数十碗服之，俾少解其毒。继用：金银花二两，玄参三两，当归二两，生甘草一两，水煎服，日用一剂，至七日以后，疮口始渐能收敛。

脚底生指秘方

【用法】 患者足趾之底部，忽生二指，痛不可忍。急以刀轻刺其趾出血。次以人参一钱，龙脑三分，硼砂一分，瓦葱一两，共研细末，随时掺之，血尽为度。再用：人参、生甘草、牛膝、白芥子、萆薢各三钱，白术五钱，薏苡仁一两，半夏一钱，水煎服，四剂痊愈。外更敷以神膏及生肌散。

 ## 毛孔流血秘方

【用法】 是由于酒色不禁，恣意纵欲所致。患者足上或毛孔中，血出如一线，流之不止，即濒于死。急用：酽醋三斤煮沸之，以两足浸入，即止。再用：人参一两，当归三两，水煎浓汤，则以鲮鲤甲一片炒之，研末；调入药汁中饮之，即不复发。

 ## 肠胃瘙痒秘方

【用法】 是为火郁结而不散之故。治宜表散之剂。用柴胡、炒栀子、天花粉各三钱，甘草二钱，白芍一两，水煎服，数剂即愈。

 ## 遍身奇痒秘方

【用法】 尝有人先遍身发痒，锥刺之则少已。未几又发奇痒，割以刀始快。少顷又痒，以刀割之乃觉痛，并流血不止。乃以石灰止之，复发奇痒，必割之体无完肤而后止。用：人参一两，当归三两荆芥三钱，水煎服三剂，必效。

 ## 水湿生虫秘方

【用法】 患者皮肤手足之间，发如蚯蚓之鸣声。鸣时可即用蚯蚓粪敷于患处。鸣止，再用：薏苡仁、芡实各一两，白芷五钱，生甘草、黄芩各三钱，防风五分，附子三分，水煎服，即愈。

舌伸不收秘方

【用法】 是为阳火强盛之故。先以龙脑少许点之即收。次用：人参、黄连、白芍各三钱，石菖蒲、柴胡各一钱，水煎服，二剂当愈。

舌缩不出秘方

【用法】 是为寒气结于胸腹之故，患者舌缩入喉咙，不能言语。宜急用：人参三钱，白术五钱，附子、肉桂、干姜各一钱，水煎服，一剂舌自舒。

掌中突起秘方

【用法】 患者掌中忽高起一寸，不痛不痒，是为阳明经之火不散，郁于掌中使然也。治用：附子一枚煎汤，以手握之，至凉而止。如是者十日，首觉剧痛，继乃觉痒，终乃突起者，渐且平复矣。

鼻大如拳秘方

【用法】 是为肺金之火，壅于鼻而不得泄，以致鼻大如拳，疼痛欲死。治宜清其肺中之邪，去其鼻间之火。方用：黄芩、甘草、麦冬天花粉各三钱，桔梗、天冬各五钱，紫菀二钱，百部、紫苏各一钱，水煎服，四剂自消。

男子乳房肿如妇人秘方

【用法】 男子乳房忽壅肿如妇人之状，扪之痛欲死，经岁不愈，是乃阳明之气，结于乳房之间，治宜消痰通淤。方用：金银花、蒲公英各一两，天花粉、白芥子各五钱，茯苓、白芍、通草各三钱，柴胡二钱，木

华佗养生秘方

通、炒栀子各一钱，附子八分，水煎服。

手足脱落秘方

【用法】 人有手足俱脱落，而依然能生活者，此乃伤寒之时，口渴过饮凉水所致。愈后倘手足指出水者，急用薏苡仁三两，茯苓二两，白术一两，肉桂、车前子各一钱，水煎服，一连十剂。小便大利，俟手足水止之候，即止而不服。

【附注】 此脱疽之类。

指甲脱落秘方

【用法】 患者手指甲尽行脱落，不痛不痒，是为肾经火虚，及房室之后，遽以凉水洗手所致。方用：熟地黄、山茱萸、山药、茯苓、丹皮、泽泻、柴胡、白芍、破故纸各三钱，水煎服。

脐口突伸秘方

【用法】 患者脐口忽长出二寸，状似蛇尾，却又非蛇。且不觉痛痒，是由任带之脉，痰气壅滞所致。方用：硼砂、龙脑、麝香各一分，白芷、雄黄各一钱，儿茶二钱，共研末，先将其尾刺出血，此时患者必昏晕欲死，急以药点之，立化为黑水。急用白芷三钱，煎汤顿服，自愈。

喉中有物行动秘方

【用法】 是由食生菜时，误吞蜈蚣，遂令蜈蚣生于胃口之上，其候喉中似有物行动，唾痰时其痛更甚。全身皮肤开裂，有水流出，目红肿而不痛，足水肿而能行。治法：用鸡一只，五香烹煮极烂，乘患者熟睡时，将鸡置于口畔，则蜈蚣闻此香气，自然外出，即宜提住，切不令再入口中。自一条至数条，出尽乃愈。然后再以生甘草、荆芥、陈皮各一钱，白

华佗养生秘方

芍五钱，当归、黄芪各一两，薏苡仁、茯苓各三两，防风五分，水煎服十剂，则皮肤之裂自愈，而足肿亦消矣。

胸中有虫秘方

▶▶▶

【用法】　本症因食鲤而得，患者中心闷甚，饮食不能。宜用半夏、甘草、人参各三钱，瓜蒂七枚，黄连、陈皮各一钱，水煎温顿服，立时当吐虫数升，其头面皆赤，尾如鱼子（实际是腹吸虫）。

【附注】　按此即华佗治广陵太守陈登之方，陈曾患此症，先生为治愈后，坚嘱令断绝酒色，始可长愈，否则二年后，必病饱满而死。登不能听，三年果如华佗言。

孙思邈注

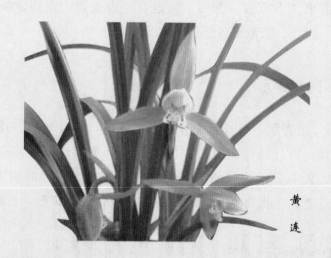

黄连

神医华佗耳科秘方

 耳聋秘方

【用法】 巴豆、杏仁各七枚，戎盐两颗，生地黄（极粗者）长一寸半，头发鸡子大（烧灰），五味捣筛，以绵裹纳耳中，一日一夜，若小损即去之，直以物塞耳中，俟黄水及脓出，渐渐有效，不得更著。一宿后更纳，一日一夜还去之，依前。

 暴聋秘方

【用法】 细辛、石菖蒲、杏仁、曲末各十铢，和捣为丸，干即着少猪脂，取如枣核大，绵裹纳耳中，日一易。小瘥，二日一易。夜去旦塞。

 久聋秘方

【用法】 蓖麻子五分，杏仁四分，桃仁（去皮尖熬）四分，巴豆（去皮熬）一枚，石盐三分，附子（炮）、薰陆香各一分，磁石（研）、石菖蒲各四分，蜡八分，通草二分，松脂二两半，先捣石菖蒲、石盐、磁石、通草、附子、薰陆香成末。另捣蓖麻子等四味，乃纳松脂蜡，捣一千杵，可捻作丸，如枣核大。绵裹塞耳中，日四五度，抽出别捻之。三日一易，以瘥为度。

 风聋秘方

【用法】 生雄鲤鱼脑八分，当归、石菖蒲、细辛、白芷、附子各六铢，先将各药捣末，次以鱼脑合煎，三沸三下之，膏香为成，去滓候冷。以一枣核大纳耳中，以绵塞之，取瘥。

肾虚耳聋秘方

【用法】 鼠胆一具，龙齿一分，龙脑、麝香、朱砂各一分，乳香、樟脑各半分，研成极细末，人乳为丸，大如梧桐子，裹以丝绵，塞入耳中，以不可受而止。三日后取出，耳聪，永不复聋。

病后耳聋秘方

【用法】 石菖蒲根一寸，巴豆（去皮心）一粒，二物合捣筛，分作七丸，绵裹，卧即塞，夜易之，十日自愈。

耳鸣秘方

【用法】 当归、细辛、芎、防风、白芷各一铢，共研为末，以鲤鱼脑八两合煎，三上三下，膏成去滓，取枣核大灌耳中，旦以绵塞耳孔。

耳痛秘方

【用法】 石菖蒲、附子各一分，二味为末，以麻油调和，点耳中，痛立止。

耳痒秘方

【用法】 生乌头一枚，削如枣核大塞入耳内，日换数次，三五日即愈。

耳肿秘方

【用法】 栝楼根削可入耳，以腊月猪脂煎之，三沸。冷以塞耳中，取瘥。日三作，七日愈。

耳定秘方

【用法】 取十大功劳叶，剪取叶尖，瓦上煅灰研细，加冰片研匀，只入耳中，自愈。

 ## 聤耳秘方

【用法】 石菖蒲一两，狼毒、附子（炮）、磁石（烧）、矾石（熬）各一两，捣筛，以羊髓和如膏，取枣核大塞耳，以瘥为度。

 ## 缠耳秘方

【用法】 取旧竹之经虫蛀蚀者，研为细末，加麝香少许，和匀，吹入耳中，极神效。

 ## 耳中有脓秘方

【用法】 吴白矾（烧汁尽）八分，麻勃（思邈按：即大麻花）一分，青木香二分，松脂四分，四味捣末，先消松脂，后入药末，可丸如枣核，净拭以塞耳中，取瘥。

 ## 耳烂有脓秘方

【用法】 橘皮一钱，灯芯（烧灰）一钱，龙脑一分，共为末，和匀吹耳中，极效。

 ## 耳中脓血秘方

【用法】 鲤鱼脑一枚，鲤鱼肠（洗净细切）一具，鲤鱼腮三枚，乌麻子（熬令香）一升。先捣麻子使碎，次用余药捣为一家，纳器中，微火熬，暖布裹敷耳，得两食顷开之，有白虫出。更作药，若两耳并脓出，用此为一剂，以敷两耳。若止一耳，分药为两剂。不过三敷便瘥，慎风冷。

 ## 耳中出血秘方

【用法】 生地黄一两，麦冬一两，水二碗，煎取一碗，食后顿服。外用麝香一分，沉香三分，白矾一钱，糯米五十粒，共为末，糊丸梧桐子大，薄绵裹之，如左耳出血塞右鼻，右耳出血塞左鼻，两耳出血塞两鼻。

 ## 冻耳成疮秘方

【用法】 生姜绞取汁，熬膏涂之。忌用火烘、汤泡，犯之者则肉死。

 ## 聤聍堆积秘方

【用法】 捣自死白项蚯蚓，安葱叶中，用面封头，蒸令熟，并化为水以汁滴入耳中，满即止。不过数度。即挑易出，瘥后发裹盐塞之。

百虫入耳秘方

【用法】 以鸡冠血滴入耳中，即出。或捣韭菜汁灌耳中，亦效。

 ## 蜈蚣入耳秘方

【用法】 以木叶裹盐炙令热，以掩耳上，即出。冷复易之，或炙猪肉掩耳自出。

 ## 蚰蜒入耳秘方

【用法】 熬胡麻捣之成末，盛葛裹中枕之，虫闻香则自出。或以牛酪灌满耳即出，出当半销。若入腹中，空腹食好酪一二升，即化为黄水而出，不尽更作服。

蚂蚁入耳秘方

【用法】　烧鲮鲤甲末以水和沙灌之即出，或炙猪脂安耳孔边，虫自出。

飞蛾入耳秘方

【用法】　先大吸气，仍闭口掩鼻呼气，其虫随气而出。或用酱汁灌入耳中亦效。又可击铜器于耳旁。

壁虎入耳秘方

【用法】　秦椒末一钱，醋半盏浸良久，少少灌耳中，自出。或以鸡冠血滴入耳中，亦效。

蚤虱入耳秘方

【用法】　石菖蒲末炒热，盛以葛囊，枕之，虫自出。

床虱入耳秘方

【用法】　紧闭口目，以一手掩鼻孔，一手掩其余一耳，力屏其气，虫自出。或用麻油滴耳，亦效。

蛆虫入耳秘方

【用法】　杏仁捣如烂泥，取油滴入耳中，非出即死。

水入耳秘方

【用法】 以薄荷汁点之，立效。

 ## 耳中有物不可出秘方

【用法】 以麻绳剪令头散，敷好胶着耳中物上粘之，令相着，徐徐引之令出。

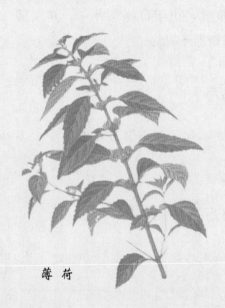

薄 荷

神医华佗眼科秘方

虚火目痛秘方

【用法】　凡虚火目痛，其候红而不痛不涩，无眵无泪。内服用：熟地黄、茯苓、山药、山茱萸、丹皮、泽泻各三钱，白芍、当归、甘菊花各三钱，柴胡一钱，以水煎服。一剂轻，二剂愈。外用：生地黄二钱，葳蕤仁五分，渍于人乳半碗中，越宿，再加白矾半分，加水半碗，时时洗之。

有火目痛秘方

【用法】　本症之状，目红肿如含桃，泪出不止，酸痛羞明，夜眠多眵。治用：黄连一钱，花椒七粒，白矾三分，荆芥五分，生姜一片，水煎半碗，乘热洗之。日凡七次，明日即愈。

目肿秘方

【用法】　患者目红肿而痛，状如针刺，眵多泪多。治用：柴胡、栀子、白蒺藜各三钱，半夏、甘草各一钱，水煎服。一剂，即可奏功。

眼暴肿痛秘方

【用法】　决明子一升，石膏（研）、升麻各四两，栀子仁一升，地肤子、茺蔚子各一两，苦竹叶、甘蓝叶各一升，芒硝二分，车前草汁一升二合，麦冬三升，以水二斗，煮竹叶取七升二合，去滓，纳诸药，煮取四升，分为四服。每服相去，可两食间，再服为度。小儿减药，以意裁之。

眼赤秘方

【用法】 蕤仁、黄芩、栀子仁、黄连、秦皮各二两，竹叶一升，以水五升，煮取一升六合，分三服。外用：淡竹叶五合，黄连四枚，青钱二十文，大枣二十枚（去皮核），栀子仁七枚，车前草五合，以水四升，煮取二升，日洗眼六七次，极效。

肝热眼赤秘方

【用法】 黄连、秦皮各三两，以水三升，煮取一升五合，去滓，食后温服。分二次，如人行七八里。

目赤累年秘方

【用法】 胡粉六分，蕤仁四分，先研蕤仁使碎，纳胡粉中，更热研。又捣生麻子为烛，燃使着。别取猪脂肪于烛焰上烧使脂流下，滴入蕤仁、胡粉中。更研搅使均如饧，以绵缠细杖子，纳药内。承软点眼两眥，药须臾冷，还于麻烛上烧而用之。

目中起星秘方

【用法】 白蒺藜三钱，水煎汁。日洗眼七八次，三日即除。

风眼下潜秘方

【用法】 鸡舌香二铢，黄连六铢，干姜一铢，蕤仁一百枚，矾石（熬）二铢，共捣为末，以枣膏和丸如鸡距，以注眼眥。忌猪肉。

目中风肿秘方

【用法】 矾石（熬末）二钱，以枣膏和如弹丸，以揉目上下，食顷止。日三服。

眼暗不明秘方

【用法】 防风、细辛各二两，川芎、白鲜皮、独活各三两，甘草（炙）、橘皮（去脉）各二两，大枣（去核）二七枚，甘竹叶一升，蜜五合，以水一斗二升，煮取四升，去滓，下蜜，更煎两沸，分为四服。

眼中息肉秘方

【用法】 驴脂、石盐，二物和匀，以之点眥，即瘥。

眼珠缩入秘方

【用法】 以老姜一块，烧极热，敷于眉心即愈。

火眼赤烂秘方

【用法】 艾叶，烧烟，以碗覆之，俟烟尽，由碗上将煤刮下，温水调化，洗眼即瘥。若入以黄连尤佳。

眥烂弦风秘方

【用法】 枯矾一两，铜青三钱，共研成末，沸水溶之，俟澄清后，取以点洗，极效。

华佗养生秘方

眥烂多脓秘方

【用法】　干姜、决明子、矾石、蕤仁、细辛、黄连、戎盐各六铢，铜青三铢，以水少许渍一宿，翌晨以白蜜八合和之，着铜器中，绵盖器上，着甑中，以三斗麦屑蒸之，饭熟药成，去滓；以新死大鲤鱼胆二枚，和纳药中；又以大钱七枚，常着药底，兼常着铜器中，竹簪绵裹头，以注目眥，昼夜三四，不避寒暑，数着药讫。又以鱼胆和好，覆药器头，勿令气泄。

睑肿如粟秘方

【用法】　俗名偷针眼，取生南星、生地黄各等分，同研成膏。贴二太阳穴，肿自渐消。

睑肿如瘤秘方

【用法】　俗名樱桃核，即以樱桃核磨擦，瘤自渐消。

睛上生晕秘方

【用法】　取大鲤鱼胆滴铜镜上阴干，竹刀刮下，点入少许，晕自渐消。

黑子障目秘方

【用法】　鸡子二枚，蒸熟去壳，与桑寄生同入水中煮之，略和以砂糖，食之数次，自愈。

失明秘方

【用法】　青羊肝一具，去上膜，薄切之以新瓦盆子未用者净拭之，纳肝于中，炭火上炙令极燥，脂汁尽取之。另捣决明子半升，蓼子一合，熬令香，下筛三味合和，更筛，以饮汁，食后服方寸匙，渐加至三匙。不过两剂，能一岁复，可夜读书。

 ### 青盲秘方

【用法】 以猪胆一枚，微火煎之，丸如黍米，纳眼中，食顷。内服用：黄牛肝一具，土瓜根三两，羚羊角屑三升，葳仁三两，细辛六两，车前子一升，前六味药，合肝于瓶中，春夏之月封之十五日，冬月封之二十日，出曝干，捣下筛，酒服方寸匙。

 ### 雀目秘方

【用法】 老柏白皮四两，乌梅肉（熬）二两，细辛、地肤子各四两，捣筛为散，每食后清酒服二方寸匙。日三四服瘥。又于七月七日，九月九日，取地衣草，净洗阴干末之，酒和服方寸匙，日三服，一月即愈。

 ### 白翳秘方

【用法】 珊瑚、琥珀、玉屑、曾青、紫贝、朱砂、伏鸡子壳（去白皮），前七味各等份，研重筛为散。仰卧，以米许置翳上，四五度。

 ### 赤翳秘方

【用法】 熊胆五分，以净水略调，去尽筋膜、尘土，加冰脑一分，研匀。痒则加生姜粉少许，纸卷点眼。

 ### 障翳秘方

【用法】 秦皮、黄柏、黄连、黄芩、决明子、葳仁各十八铢，栀子七枚，大枣五枚，以水二升渍煮，取六合，澄清。仰卧洗，日一。

 ## 目眯秘方

【用法】 猪膏如半鸡子大，裹鼻孔中，随眯左右着鼻中以嗡之，即便仰卧，须臾不知眯处。

 ## 目痒秘方

【用法】 煎成白盐三匙，乌鲗鱼骨（去甲）四枚，此二味以清酢浆水四升，煎取二升，澄清。每旦及晚洗眼，极效。

 ## 目涩秘方

【用法】 于上巳或端午日，采取青蒿花或子，阴干为末，每次用井花水空腹下二钱，久服自愈。

 ## 目睛击伤秘方

【用法】 煮羊肉令熟，熨勿令过。熟猪肝亦得。

 ## 物伤睛突秘方

【用法】 如目系未断者，即纳入，急捣生地黄绵裹缚之，切要避风。

 ## 瞳仁反背秘方

【用法】 密蒙花、蝉蜕、白菊、郁李仁、生石膏、生草决明、石决明、甘草毂、精草、白矾各四钱，百部二钱，珍珠四分，共为末，煮服。若即发冷者，其光必转。若光未尽转，再服一剂必愈。

畏日羞明秘方

【用法】 石决明、黄菊花、甘草各一钱，水煎冷服。

 麦芒入目秘方

【用法】 取生蛴螬以新布覆目上，将生蛴螬从布上摩之，芒出着布，良。

 竹木入目秘方

【用法】 以书中白鱼和乳汁注目中，良。

 沙石入目秘方

【用法】 以鸡肝捣烂涂之，极效。

 石灰入目秘方

【用法】 先以芸薹油洗涤，更滴入糖水少许，不久自愈（芸薹即油菜）。

 碱水入目秘方

【用法】 以清水洗涤眼部自愈。若用新鲜牛乳点之，尤效。

 飞丝入目秘方

【用法】 雄鸡冠血滴入目中，见有红丝，即卷去之，此方极效。

杂物入目秘方

【用法】　新桑根皮洗净捣烂，入眼拨之，极良。

 拳毛倒睫秘方

【用法】　平晨日未出之际，令一眼明人用镊子拔之，去倒睫毛，勿使毛断，连根去之。下手十减八九，疼痛立止。至夜点千岁（陆机《草木疏》名苣瓜）汁，三五日将息，方得平复。忌风寒日月光，及烟火房室五辛。

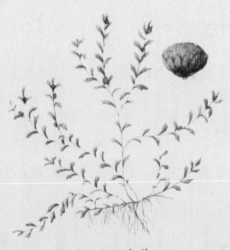

鹅不食草

神医华佗鼻科秘方

 鼻中息肉秘方

【用法】 通草、细辛、蕤仁、雄黄、皂荚（去皮子）各一分，白矾（烧）二分，岩石（泥裹烧半日研）三分，藜芦（炙）、地胆（熬）、瓜蒂各三分，巴豆（去皮）十枚，竹茹、地榆各三分，此十三味捣筛，以细辛、白芷煎汤，和散敷息肉上。又以胶清和涂之，取瘥。

 鼻窒塞不通秘方

【用法】 白芷、当归、芎、细辛、辛夷、通草、桂心、薰草各三分，此八味以苦酒渍一宿，用猪膏一升煎之，以白芷色黄为度。膏成去滓。取少许点鼻中，或绵裹纳鼻中，瘥止。

 鼻塞多清涕秘方

【用法】 细辛、蜀椒、干姜、芎、吴茱萸、皂荚（去皮尖）、附子各三两，猪膏一升三合，先将各药渍苦酒中一宿，次以猪脂煎之，候附子色黄为止，膏成去滓。俟凝，以绵裹少许，导鼻中，并摩顶。

 鼻痈秘方

【用法】 甘遂、通草、细辛、附子（炮）各一分，此四味捣成末，以白雄犬胆丸少许，纳鼻中瘥。

 肺寒鼻痈秘方

【用法】 枣肉二升取膏、杏仁（去皮尖研）、酥、姜汁、蜜饧糖各一

华佗养生秘方

升，此六味依常微火煎，每服一匙，瘥止。

 鼻痛秘方

【用法】 以油涂鼻内外。或以酥润之，亦得。

 鼻聋秘方

【用法】 鼻聋者，谓不闻香臭也。治用：细辛、白芷、羌活、防风各五分，芎、当归、橘皮、桔梗、茯苓各一钱，薄荷三钱，生姜三片，水煎服，立效。

 鼻渊秘方

【用法】 马兜铃五钱，麻黄三钱，五味子、甘草各一钱，以水二碗煎取一碗，加黑砂糖少许，卧时温服，即愈。如服药无效者，惟灸眉心穴五壮自愈。

 鼻衄秘方

【用法】 生地黄八两，黄芩一两，阿胶、甘草各二两，柏叶一把，以水七升，煮取三升，去滓纳胶，煎取二升半，分三服。外用：蜗牛（焙干）一枚，乌贼骨五分，共研细末，吹入鼻中，神效。

 鼻疮秘方

【用法】 黄芩、半夏各二钱，天冬、麦冬、五味子各一钱五分，杏仁一钱，甘草五分，用水二盅，加生姜三片，煎八分，食后服。外用：软石膏（煅）一两，黄连二分，辰砂五分，龙脑二分，共研成细末，和匀，送入鼻孔内，日三五次，立效。

鼻疔秘方

【用法】 蟾酥（酒化）二钱，轻粉五分，枯白矾、寒水石（煅）、铜青、胆矾、乳香、没药、麝香各一钱，雄黄二钱，朱砂三钱，蜗牛二十一枚，先将各药捣末，于端午日午时，在净室中，先将蜗牛研烂，同蟾酥和匀稠黏，方入各药共捣匀，丸如绿豆大。每服三丸，热酒下，覆被安卧，汗出为效。如鼻外发肿，可用：陈墨一两，蟾酥、胆矾、血竭各三钱，朱砂二钱，麝香一钱五分，共为末，以凉水调成锭。临用以凉水磨如墨，以笔蘸药涂之。

 ### 鼻痔秘方

【用法】 鼻痔生于鼻内，形如石榴子，渐大而下垂，令人气不通畅。治用：辛夷六分，黄芩、栀子、麦冬、百合、知母、石膏各一钱，升麻三分，甘草五分，枇杷叶三片以水二碗，煮取一碗，食后服。外用硇砂一钱，雄黄各三分，龙脑五分，研为细末，用草梗咬毛，蘸点痔上，日五七次，渐化为水。

 ### 酒皶鼻秘方

【用法】 麻黄、麻黄根各二两，以头生酒五壶，重汤煮三炷香，露一宿。早晚各饮三五杯。至三五日出脓成疮，十余日脓尽，脓尽则红色退，先黄后白而愈。

神医华佗齿科秘方

牙疼秘方

【用法】 巴豆（去心皮熬研如膏）十枚，大枣（取肉）二十枚，细辛一两，此三味，先将细辛研末，和前二味为丸，以绵裹着所痛处咬之。如有涕唾吐却，勿咽入喉中，日三，瘥。

齿疼秘方

【用法】 附子一分，胡椒、荜茇各二分，捣末，着齿疼上。又以散用蜡和为丸，置齿疼孔上，瘥止。

齿痛秘方

【用法】 芎、细辛、防风、矾石（烧令汁尽）、附子（炮）、藜芦、莽草，以上七味各等分为末，以绵裹弹丸大，酒渍，熨所患处含之，勿咽汁。又将木鳖子去壳，研细入荜茇同研匀，随左右鼻内之。每用一豆许，奇效。

风火牙痛秘方

【用法】 白芷焙末，蜜丸，朱砂为衣。每服一粒，荆芥汤下。

阴虚牙痛秘方

【用法】 生附子研末，口津调敷两足心，极效。

肾虚牙痛秘方

【用法】 破故纸二两，青盐五钱，炒研擦牙，神效。

 虫蚀牙痛秘方

【用法】 雄黄末以枣膏和为丸，塞牙孔中，以膏少许，置齿，烧铁箅烙之，令彻热，以瘥止。

 风齿根出秘方

【用法】 先以石黛五分，细辛、棘刺、石菖蒲、香附子、当归、青木香、胡桐律、干姜各四分，青葙子六分，共捣为散，以半钱匙，绵裹，就齿痛处含之，勿停，瘥止。再以：苦参八分，大黄、黄芩、枳实、地骨皮各六分，玄参、黄连各八分，捣为散，蜜和小丸。食后少时，以浆水服一十五丸，日再服。至二十丸，增减自量之。忌蒜、面、猪肉。

 牙根肿痛秘方

【用法】 山慈姑枝根煎汤，漱吐极效。

 齿根欲脱秘方

【用法】 取生地黄捣，以绵裹贴齿根，常含之甚妙。

 牙痛面肿秘方

【用法】 蒴藋五两，以水五升煮取四升去滓，蜀椒、吴茱萸、独活、乌贼鱼骨、桃胶各一两，桂心半两，酒一合，先将蜀椒等六味，以水二升，煮取八合，投葫藘汁及酒，更煎取一小升，去滓含之，就病。日三，以瘥为度。

齿龈腐烂秘方

【用法】　生地黄一斤，食盐二合，二物捣和成团，用湿面包煨令烟尽，去面入麝香一分研匀，日夜贴之，不久自愈。

齿龈黑臭秘方

【用法】　苦参煎汤，漱口，续用数日，必有奇效。

齿秘方

【用法】齿者，是虫蚀齿至断，脓烂汁臭，如蚀之状，故谓之齿。治法于五月五日，干虾蟆烧灰，石黛（孙思邈按：石黛疑是黑石脂）、甘皮（思邈按：甘皮即柑皮）各等分，捣末，以敷齿上，取瘥。或以：细辛、当归、甘草（炙）、蛇床子各一两，青葙子三两，此五味捣，以绵裹如大豆，着齿上，日三，勿咽汁，瘥止。亦奇效。

龋齿秘方

【用法】　五月五日虾蟆（烧作灰）、石黛、甘皮、细辛、麝香、干姜、熏黄（静山按：熏黄即雄黄）七味各等分，以薄绵裹少许，纳虫齿孔中，日三易之，瘥。或用：白附子、知母各一分，细辛五分，芎三分，高良姜三分，五味研为末，以绵裹少许，着龋上，勿咽汁。日二三次，亦效。

龋齿根肿出脓秘方

【用法】　白矾（烧）、熊胆各一分，蟾酥、雄黄、麝香各半分，研为散，每用半钱，敷牙根。

风齿秘方

【用法】　蜀椒二十粒，枳根皮、莽草、细辛、石菖蒲、牛膝各二两，以上六味，以水四升煮取二升，去滓细细含之，以瘥为度。未瘥更作，取瘥。又单煮独活一味，含之良。

风齿口臭秘方

【用法】　芎、当归各三两，独活、细辛、白芷各四两，以水五升，煮取二升，去滓含，日三五度，取瘥。

牙齿风龋秘方

【用法】　郁李根白皮四两，细辛一两，盐一合，上以水四升，煮取二升半，去滓，纳盐含之，取瘥。

风冲牙齿动摇秘方

【用法】　芎、薏苡根各三两，防风二两，细辛一两，上以水六升，煮取二升，去滓含漱，日三五度。

齿痛有孔秘方

【用法】　莨菪子数粒，纳齿孔中，以蜡封之，即瘥。

牙齿挺出秘方

【用法】 羊肾脂、泔淀各二合，甘草（生用末之）半两，青黛、熏黄（末之）各半两，五味相和，铜器中微火，煎五六沸，取东引桃枝如箸大六枝，以绵缠头，点取药，更互热，烙断龈际。隔日又烙之，不两三日，看好肉生，以瘥乃止。欲烙时，净刮齿牙根上，然后为之。不尔肉不生。十余日，忌生冷、醋、酒、肉、陈臭，一年禁油。

 牙齿脱落秘方

【用法】 青黛二两，雄黄、朱砂、莨菪子（熬）、青矾石、黄矾石、白矾石并烧令汁尽，附子（炮）、苦参、甘草（炙）、藜芦（炙）、细辛、麝香（研）各一两，捣筛为散，以薄绵裹如枣核大，着患处，日三服，瘥止。

 齿间出血秘方

【用法】 竹叶浓煮，着盐含之，冷吐。血即止。

 齿血不止秘方

【用法】 刮生竹皮，以苦酒渍之，令其人解衣坐，使人含噀其背，三遍。仍取竹茹浓煮汁含之漱咽，终日为之。或用矾石一两烧末，以水二升煮之。先拭血，乃含之，冷吐。

 牙缝出脓秘方

【用法】 明雄黄二两为末，用脂麻油四两调匀，含漱片时，吐出再漱，数次即愈。

牙宣秘方

【用法】 先用白蒺藜一两为末，煎汤，入食盐一撮漱之。次用生玄胡索为末，敷患外。

牙痈秘方

【用法】 先以大黄一斤，白芷十两，共为末，水丸之，每服三五钱。五更时用连须葱大者十余根，陈酒一碗，煮葱烂，取酒送药，覆被取汗，汗过二三时，行一二次立效。

牙疔秘方

【用法】 牙缝中肿起一粒，痛连腮项，或兼麻痒，或破流血水，异于常症，是为牙疔。用竹签挑破，以见鲜血为度，搽以朱砂、硇砂、白矾（煅）、食盐（煅），等分研匀之细末。自愈。

攒齿疳秘方

【用法】 攒齿疳，为牙根肉内，攒出骨尖如刺而作痛也。小儿多有之。用披针刺开好肉，取出本牙。如出血不止。以湿绵纸换贴二次，自止。

青腿牙疳秘方

【用法】 本症因两腿上有青色斑纹如云，其毒上攻，遂致牙根腐烂，甚或洞颊。治法宜急用磁锋划破腿上肿处，使毒血涌出，外贴以牛肉片。日易数次，取瘥为止。

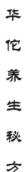

牙疏陷物秘方

▶▶▶

【用法】 蚯蚓泥，水和成团，煅赤研末。腊月猪脂调敷，日三次。

固齿秘方

▶▶▶

【用法】 青盐二两，白盐四两，以蜀椒四两煎汁，拌盐炒干。日用擦牙，永无齿疾。

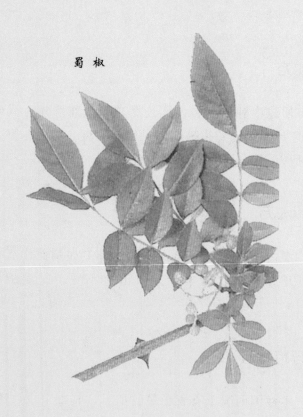

蜀椒

神医华佗喉科秘方

喉痹秘方

【用法】 喉痹者，喉里肿塞痹痛，水浆不得入也。治用：马蔺根一升，升麻、玄参各三两，瞿麦、通草、犀角（屑）各二两，射干十两，以水八升，煮取二升，去滓，细细含咽。一日令尽，得破脓。

喉痹口噤秘方

【用法】 草乌头、皂荚等分为末，入麝香少许，入牙并搐鼻内，牙关自开。

急喉痹秘方

【用法】 猪牙皂、白矾、黄连各等分，瓦上焙干为末，以药半钱吹入喉中。少顷，吐出脓血，立愈。

客热咽痛秘方

【用法】 风邪客于喉间，气郁成热，故为痛也。方用：薄荷、防风、玄参、芦草、片芩（酒炒）、栀子各五分，桔梗、连翘各一钱，大黄（酒炒）、芒硝、牛蒡、荆芥各七分，水煎，食后温服。外用：寒水石（煅红）半两、硼砂、牙硝、朱砂各一钱，龙脑五分，共为细末，掺入喉中，每次一钱。

客寒咽痛秘方

【用法】 寒气客于会厌，卒然如痖，是为寒气与痰涎凝结咽喉之间，宜以甘辛温药治之，忌寒凉。方用：母姜汁一升，酥、牛骨髓各一升，桂心、秦椒各一两，防风一两半，芎、独活各一两六铢，以上为末，纳姜汁中，煎取相淹濡，下酥髓等合调，微火三上三下，煎。平旦温清酒一升，下膏二合，即细细吞之，日三夜一。

咽痛失音秘方

【用法】 栝楼一枚，白僵蚕（去头炒）半两，甘草（炙）二两，为细末，每服三钱，温酒或生姜自然汁调下。或用绵裹含化。咽津亦得，日两三服。

咽喉烦闷秘方

【用法】 喉间痰气结聚成核，久而不散，则生燥涩。凡妇人多郁者恒患之。治用：厚朴（姜汁炙）、赤苓、紫苏叶各一两，半夏（姜制）一两半，每服三钱，入生姜三片同煎，食后温服。

喉肿秘方

【用法】 豉一升半，犀角屑一两，羚羊角屑一两，芍药三两，升麻四两，杏仁（去皮尖）一两，甘草（炙）二两，栀子七枚，上以水七升，煮取一升半，去滓，分三服。忌海藻，菘菜。

喉痛秘方

【用法】 败酱草一枝烧屑，椰浆饮服一方寸匙，良验。或用龙脑三分，僵蚕五厘，硼砂二钱半，牙硝七钱半，共研细末，吹患处，立效。

喉闭秘方

【用法】 鸭嘴胆矾研细，以酽醋调灌，药下咽后，即吐出胶痰，其症自瘥。

喉疮秘方

【用法】 生地黄五两，青竹茹、玄参、紫苏各二两，茯苓、升麻、麦冬（去心）各三两，以水八升，煮取二升五合，去滓，分三次服之。每次如人行七八里。忌生冷、热面、炙肉、油炸。

喉风秘方

【用法】 天南星三十枚，半夏、白矾、白盐、防风、朴硝各四两，桔梗二两，甘草一两，大梅实（择七分熟者）一百枚，先将硝盐水渍一伏时，然后将药研碎，方将梅实置于水，淹过三指为度。浸七日取出，曝干，又入水中，浸透曝之，俟药水干为度。方将梅子入瓷罐封密，如霜衣白愈佳。用时绵裹含口中，徐徐咽汁下，痰出即愈。

实火喉蛾秘方

【用法】 山豆根、黄连、半夏、柴胡、甘草、桔梗、天花粉各二钱，水煎服，二剂自愈。

虚火喉蛾秘方

【用法】 本症与前症之区别，系前症为口燥舌干而开裂，本症则口不甚渴，舌滑而不裂。前症晨重夜轻，本症则反是。症候不同，治法自异。法宜引火归原，火势既除，病自消亡。方用：熟地黄、玄参各一两，茯苓五钱，山药、山茱萸各四钱，白芥子三钱，肉桂二钱，北五味子一两，水煎服，一剂而痛除肿消，二剂痊愈。

喉疬秘方

【用法】　初生如梅核，吐之不出，咽之不下，久之渐上于喉结之间。宜用：焰硝一两五钱，硼砂五钱，雄黄二钱，白僵蚕一钱，龙脑二分，共研末，含之口中，勿咽下。

 声哑秘方

【用法】　硼砂一两，诃子肉二钱，元明粉、胆星各一钱，龙脑三分，共为末，用大乌梅一两，捣烂和丸，如弹丸大，含于口中，经宿即愈。或用：杏仁三分熬之，则杵桂一分和如泥，取李核用绵裹细细含之，日五夜三。

 喉痒秘方

【用法】　薄荷二分，麝香五厘，研成细末，吹入喉中，俟吐出涎水碗许后，再以陈米二合，煎汤饮之。切不可先饮茶、酒、汤水，否则难治。

 喉烂秘方

【用法】　锉蔷薇根浓煮汁，含漱之，冬用根，夏用枝叶。

 杂物鲠喉秘方

【用法】　好蜜以匙抄，稍稍咽之，令下。

 鱼骨鲠喉秘方

【用法】　取饴糖丸如鸡子黄者吞之，不出又吞以渐大，作丸用，得效。

诸骨鲠喉秘方

【用法】 虎骨，为末，水服方寸匙即下。或吞蝼蛄脑亦下。

竹木刺喉秘方

【用法】 于腊月中取鳜鱼胆，悬北檐下令干。每服取一皂子许，以酒煎化，温温呷之。若得逆便吐，物即随顽涎出。若未吐，更饮温酒，但以吐为妙。酒即随性量力也。若未出，更煎一块子，无不出者。若求鳜鱼不得，蠡鱼、鲩鱼、鲫鱼俱可，腊月收之甚佳。

铁针刺喉秘方

【用法】 癞虾蟆数只，去头倒悬流血，承以碗，得杯许，灌入喉中，逾时连针吐出，针自柔曲。

诸豆鲠喉秘方

【用法】 蝼蛄数枚，捣烂敷喉外肿处，其豆自下。

神医华佗养性服饵秘方

 茯苓酥秘方

【用法】 本品主除万病，久服能延年。制法取上品茯苓，连皮干蒸，取出以汤淋之，俟色白味甘为度。曝干捣筛，得三斗。取陈酒一石，蜜一斗，和茯苓末。入容一石五斗之瓮中，熟搅之百遍，密封勿令泄气。冬日五十日，夏日二十一日，其酥即浮于酒上。接取酥饮之，味甘美如甘露，亦可作饼，大如掌，空屋中阴干。服一饼，能终日不饥。

 杏仁酥秘方

【用法】 本品主治要病，除诸风虚劳及感冷。制法取味极甘香之家杏仁一石（切忌用山杏仁因有大毒能杀人也），须择其颗粒完全者，去皮尖微炒，捣作细末。取美酒两石，研杏仁取汁，得一石五斗，再以蜜一斗，拌杏仁汁，煎令极浓，与乳相似，纳两石瓮中搅之，密封泥，勿令泄气。与上茯苓酥同法。三十日看之，酒上出酥，接取酥，纳瓷器中封之。取酥下酒，另封之。团其药如梨大，置空屋中干之。服之令人断谷。

 地黄酒酥秘方

【用法】 本品能令人发白更黑，齿落重生，脑髓满实，还年却老，行及奔马，久服令人有子。治用：粗肥地黄拾石，切捣取汁三石，麻子一石，捣作末，以地黄汁研取汁二石七斗，杏仁一石去皮尖，两仁者佳，捣作末。以麻子汁研取汁二石五斗，乃以米三斗，浸入地黄等汁中七日。以米三石，分作三次投下。及阅三日一投。如酿酒法，熟后密封三七日，其酥在酒中色黄如金，以物接取，可得九升，然后取酒封之。服法宜先食糟，糟尽乃服酒及酥，每服酒一升，酥一匙，乘温服之。

杏子丹秘方

【用法】　本品久服，可辟谷。制用上粳米三斗，淘净沙，炒作饭，曝干捣筛。杏仁三斗，须择取二仁者，去皮尖曝干，捣碎，以水五斗，研取汁，味尽乃止。二味先煎杏仁汁，令如稀面糊，置铜器内。粳米如稀粥，煎以糖火，自旦至夕，搅勿停手，候水气尽，则出之，阴干纸贮。用时以暖汤二升，纳药如鸡子大，置于汤中，停一炊久，任意取食。

天冬丸秘方

【用法】　凡天冬苗，作蔓有钩刺者是。采得后当以酢浆水煮之使湿，去心皮曝干，捣筛，以水蜜中半和之，仍更曝干，又捣末，水蜜中半和之，更曝干。每取一丸含之，有津液辄咽之，常含勿绝，行亦含之，久久自可绝谷，禁一切食，仅能食大麦。

轻身秘方

【用法】　茯苓、桂心，等分为末，炼蜜和酒，服如鸡子黄许大，一服三丸，一日服三次。

不老延年秘方

【用法】　雷丸、防风、柏子仁，三味等分为末，酒服方寸匙，日三。六十以上人，亦可服二匙。久服延年益精补脑。未六十太盛，勿服。

【附注】　未六十者，可服一方寸匙，勿服二匙。

石菖蒲膏秘方

【用法】 本品主治症癖、欬逆、上气、痔漏等病最良。久服能延年益寿，耳目聪明，智慧日增。并令人肤体充肥，光泽腴润，发白更黑，身轻目敏，行走如风，填骨髓，益精气。服一剂，寿百岁。制法：于二月八日采取肥实白色节间可容指之蒲菖，阴干去毛距，择吉日捣筛，以一两为一剂。以药四分，蜜一分半，酥和如稠糜柔弱，令极匀，纳瓷器中，密封口，埋谷聚中一百日。欲服此药，宜先服泻剂，或吐剂，候吐痢讫，取王相日平旦，空腹服一两，含而咽之，有力能渐消，加至三二两。服药至辰巳间，药消讫，可食粳米乳糜，更不得食他物。若渴，可饮热汤少许。日一服，一生忌羊肉、熟葵。

耆婆汤秘方

【用法】 本剂主治大虚，冷风，羸弱无颜色。治用：酥（炼）一斤，生姜一合七，薤白（炙令黄）三握，酒二升，白蜜（炼）一斤，油一斤，椒一合，胡麻仁一升，橙叶（炙令黄）一握，豉一升，糖一升。以上先以酒渍豉一宿，去滓，纳糖蜜油酥于铜器中煮沸，令匀。次纳薤姜煮令熟，次纳椒橙叶、胡麻煮数沸，取出纳瓷器中密封。空腹吞一合，如人行十

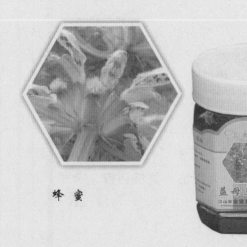

蜂蜜

里，更一服，冷者加椒。

牛乳汤秘方

【用法】 牛乳三升，荜茇半两为末，二味置铜器中，取水三升，和乳合煎，空腹顿服，日三服，七日除。本剂能除一切气，慎面、猪、鱼、鸡、蒜、生冷。

猪肚煎秘方

【用法】 本品补虚羸乏气力。治用：肥大猪肚一具，以人参五两，椒一两，干姜一两半，葱白七两细切，粳米半升熟煮，上五味和匀，纳猪肚中，缝合勿令泄气。以水一斗半，微火煮令烂熟，空腹食之，兼少与饮，一顿令尽。服四五剂神效。

羊头蹄煎秘方

【用法】 本品主治五劳七伤虚损。治用：白羊头蹄一具，草火烧令黄赤。先以水煮半熟，再用胡椒一两，荜茇一两，干姜一两，葱白、香豉一升，纳之，更煮令大烂，去骨，空腹任性食之。日食一具，满七具止。禁生冷、铅丹、瓜果、肥腻、白酒、大蒜，一切畜血等七日。

柏子仁丸秘方

【用法】 本剂久服，能强记不忘。治用：柏子仁五两，蛇床子、菟丝子、覆盆子各半升，石斛、巴戟天各二两半，杜仲（炙）、茯苓、天冬（去心）、远志（去心）各三两，天雄（炮去皮）一两，续断、桂心各一两半，石菖蒲、泽泻、薯蓣、人参、干地黄、山茱萸各二两，五味子五两，钟乳（炼成者）三两，肉苁蓉六两，以上捣筛，蜜和丸如梧桐子大。先服二十丸，稍加至三十丸。先斋五日，乃服药。服后二十日后，齿垢稍去，白如银。二十四日，面悦泽。六十日，瞳子黑白分明，尿无遗沥。八十日，四肢遍润，白发复黑，腰背不痛。一百五十日，意气如少年。药尽一剂，药力同至，乃入房。

紫石英汤秘方

▶▶▶

【用法】 主治心虚寒热百病，令人肥健。治用：紫石英十两，白石脂、赤石脂、干姜各三十两，以上先取十分之一，用微火煮之，分为四服，日三夜一。服药前勿宿食，服后午时乃食，日日依前秤取服之，满四十日止，服讫即行，勿专事坐卧，须令药力遍身，百脉中行。若大冷者，春秋各四十丸，日服令疾退为止。惟服之过多，令人大热，即须服冷药压之。

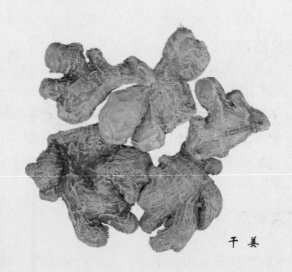

干姜

神医华佗制炼诸药秘方

炼元明粉秘方

【用法】 元明粉最能降火化痰，清利脏腑，危症服之可瘳，狂躁用之即愈。炼法宜于冬至后取净朴硝十斤，以水一斗五升，白萝卜五斤，同朴硝入锅内煮化。俟沸足，捞去萝卜，乃以绵纸二层，摊竹丝箕内，乘热过滤。将其汁置露天中三日，其硝即逐渐凝结，沥去余水，干之。将硝取下，再用砂锅，倾炭炉上，将硝一碗，化开煎沸，以铜匙铲搅，将成凝结时，铲入小鱼酢罐内，上空寸许，再下硝炼，如此已毕。每一罐下，以三钉如品字形，钉入地中，上留半寸在外，将罐浮顿钉头上，以瓦覆口，周围以砖砌成百眼炉，围绕离罐寸许，以着火之炭，安入炉内，四围及顶火，底火，须同时相护，俟罐硝红为度。次日将罐取出，预以绵纸平铺洁净阴地上，将硝自罐中倾出碾细，以绢筛，筛于绵纸上，厚约一钱。三日后其硝复活，色白如粉，轻虚成片。再以钵盛之，除去潮气，收藏候用。

炼硝石秘方

【用法】 取洁净朴硝半斤，纳罐中，以炭火熔化，煎干煅红，住火，冷定取出，即成硝石。收藏候用。

取蟾酥秘方

【用法】 凡蟾不拘大小，莫不有酥。取法可用宽幅铜镊，钳蟾之眉棱高肉上微紧，旋即拔去，酥即凝于镊内，多则刮下，阴干之。其已经取过之蟾，避风二日后，仍送草园中，自不致伤害其生。

种空青秘方

【用法】 空青为点眼神药，天产者极不易得，今以人工种之，其效与天产者不殊。方用朴硝半钱，白蒺藜、龙胆草各一分，仙灵脾叶、旋覆花各一钱，共为末。以黄泥一块如拳大，同药和匀，水调似软饭，做成土饼。用太平钱五枚，按五方排定，于光面书金、木、水、火、土五字，所写字向下，钱字向上，随五方安之。用硇砂如豆大，每钱安四块，在四字孔罅中。须要干黄土上，顺着土饼，覆以新砂盆，又将燥黄土覆盆，冬月十日，夏月五日，取出。于钱上摘取下，细研入药，不可老，亦不可嫩，须得中也。

 ### 炼钟乳秘方

【用法】 本品能强阴益阳，通百节，利九窍，补虚劳，下乳汁，服之令人阳气暴充，饮食倍进，形体壮盛。选择法不问厚薄，但令颜色明净光泽者，即堪入炼。惟黄赤二色者不堪用。炼时置一斤于金银器中，则以大铛着置乳器于其中，令没，煮之常令如鱼眼沸，水减更添，若薄乳，三日三夜。若雁齿及厚肥乳管，七日七夜。俟乳色变黄白，即熟。如凝生更煮，满十日为佳。煮讫出金银器，其铛内水尽黄浊，弃之，勿令人服。更着清水还纳上件乳器，煮之半日许，出之，其水犹清，不变即止。乳无毒矣。

 ### 研钟乳秘方

【用法】 取所炼钟乳，于瓷器中用玉锤捣令碎，着水研之，水尽更添，常令如稀泔。上乳细者皆浮在上，粗者沉在下，复绕锤研之易碎，满五日状如乳汁，至七八日其乳放白光，非常可爱。取少许置臂上拭之，状如检书中白鱼滑，自然白光出，便以浇之，不随水落，便熟。若得水而落者，便生。更须研之，以不落为度。熟已澄取曝干，丸散任意服之。

神医华佗临症秘诀

头痛身热秘诀

【表象】 表外实，下内实，忌。

【释例】 世治外实，多用表剂，表则外虚，风寒得入，而病加剧。世治内实，多用下剂，下则内虚，肠胃气促，而肢不畅。华佗治府吏倪寻头痛身热，则下之，以其外实也。治李延头痛身热，则汗之，以其内实也。盖得外实忌表，内实忌下之秘也。又按内实则湿火上冲，犹地气之郁，正待四散也。外实则积垢中留，犹山间之水，正待下行也。其患头痛身热同，而治法异者，虽得之仙秘，实本天地之道也。余屡试之，果屡见效。

孙思邈注

肢烦口干秘诀

【表象】 汗愈，不汗死。

【释例】 县吏尹世，苦四肢烦，口中干，不欲闻人声，小便不利。华佗曰："试作热食，得汗即愈，不汗后三日死。"即作热食，而汗不出。华佗曰："脏气已绝于内，当啼泣而绝。"已而果然。华佗盖有所本而云然也。按肢烦口干，不欲闻声，热证也。医者遇此症，决不敢曰热食。多主用凉剂，然一用凉剂，便起搐搦，却无啼泣之状，缘华佗进热食，故有啼泣状耳。余昔遇此症，常用热表剂，见汗溁溁而愈，益信先生言之不诬。窃怪世之治此症者，不能决其愈不愈，死不死。观于华佗之治法，可以知所从事矣。

孙思邈注

华佗养生秘方

牙痛秘诀

【表象】 宜辛散，忌凉遏。

【释例】 世传华佗治牙痛：一撮花椒小一盅，细辛白芷与防风，浓煎漱齿三更后，不怕牙痛风火虫。实则华佗之医术，虽本乎仙人，其用药则由己。如宜辛散，忌凉遏，即治百般牙痛之秘诀也。故知治病不必拘定汤药，盖汤药可伪造，可假托，且当视其病之重轻，人之虚实，时之寒燠，而增减之，故有病同药同，而效与不效异。医者于此，宜知所酌夺矣。

孙思邈注

死胎秘诀

【表象】 朱砂，鸡白，蜜，硇砂，当归末等分，酒服，出。

【释例】 按：此系《普济方》。考《魏志》甘陵相夫人有身六月，腹痛不安，先生视之曰：胎已死。使人手摸知所在，在左则男，在右则女。人云在左，于是为汤下之，果下男形，即愈。然用何汤药，则未言明，不能无疑。意先生善解剖，固有下之之术，不专恃汤药，特以汤药为辅佐品乎。今观此书，则知先生之治斯症，固有汤药在也。因为稽考故事以实之，且余亦尝用此方下胎屡见奇效，人且视为仙方也。

孙思邈注

矢镞入骨秘诀

【表象】 刮骨，理骨，理筋，补筋。

【释例】 按《襄阳府志》：关羽镇襄阳，与曹仁相拒，中流矢，矢镞入骨，华佗为之刮骨去毒，出血理筋，创果愈。盖即本此二语，而见之于实事也。若治毒不敢刮，必致毒气蔓延；见筋不敢理，必致筋肉短缩，其害无穷。凡为医者，宜熟悉此语，勿见筋骨而胆怯，只求刮理得法，自不难立见效奇，而病家亦不得以须受刮理，而遽增惶骇也。

孙思邈注

 ## 膝疮秘诀

【表象】 己戌相投。

【释例】 凡蛇喜嗅血腥，故人染蛇毒，或服蛇子，必能生蛇，以其遇血腥能生长也。犬之黄色者，其血腥尤甚，使之用力于足部，其血郁闷已极，有直冲之性，蛇嗅之必出也。昔余见有屠狗者，旁有数童子围观之，忽有一童子目注墙角咋曰："蛇来矣。"旋又有二童子，惊相告，谓有二蛇在屋瓦上蜿蜒来集。余初不解其故，今读华佗秘方，始知之。建安中，琅琊有居民曰刘勋者，其女年二十许，左膝上忽发一疮，痒而不痛，凡患数十日而愈。已而复发，如是经七八年，迎华佗使治之。华佗视之曰：易耳，当得稻糠色犬一头，良马三匹，以绳犬颈，使驰骤，马前而犬后，马力竭，辄易之，计马与犬共行三十余里，俟犬不能驰，再令人强曳之，使续走二十余里。乃以药饮女，女即安卧，昏不知人，急取犬剖腹，俾血如泉涌，以犬之近后足之前所断之处，令向疮口相距二三寸许停之，须臾则有若蛇者，蜿蜒从疮中出，速以铁锥贯蛇项，蛇在皮中，摇动良久，移时即不动，引出之长凡三尺许，惟有眼球而无瞳，又为逆鳞耳。乃以膏敷于疮面，凡七日而愈。

孙思邈注

 ## 湿浊上升秘诀

【表象】 病有不能顺治，可逆治。

【释例】 有人苦头眩，头不得举，目不得视，积时年许。华佗视之，使悉解衣倒悬，令头去地一二寸，濡布拭身体，令周匝，候视诸脉尽出五色。乃令弟子数人，以铍刀决脉，五色血尽，视赤血出乃下。以膏摩，被覆，汗出周匝，饮以葶苈犬血散立愈。此即逆治之法也。

孙思邈注

寒热秘诀

【表象】　冷浴生大热。

【释例】　有妇人久病经年，世谓寒热交注病。冬日十一月中，华佗令坐石槽中，以寒水汲灌之，云当满百。始七八灌，战欲死，灌者亦惧而欲中止。华佗令满数，至将八十灌，热气乃蒸出，嚣嚣高二三尺，满百灌，乃命燃火温床厚覆，良久汗洽出，著粉汗糁便愈。按：冷浴有反激之力，初极冷，继极热，足以清毛管，出废料。有经络肌肤为寒湿所困，不能发汗者，冷浴最效。余体肥，从不服表剂，不适则冷浴，浴后辄觉肌畅神爽，始信仙方不欺人也。惟体弱者不宜冒昧行之，违之则有损。又冷浴之后，宜用干布揉擦，斯不可不察耳。

孙思邈注

 ## 腹痛脾腐秘诀

【表象】　物生于土，土燥物枯，可掘而润之，据此可以治脾。

【释例】　一人病腹中半切痛，十余日中，须眉堕落，华佗视之曰："此脾半腐也，宜刳腹，施以洗伐。"即饮以药，令卧，破腹视脾，半腐坏，刮去恶肉，以膏敷创，饮以药，百日而平复。

孙思邈注

 ## 脚病秘诀

【表象】　阴络腹行，阳络背行，缘督为治，支无不伸。

【释例】　一人病脚躄不能行，华佗切脉后，即使解衣。点背数十处，相间一寸或五寸，从邪不能当，言灸此各七壮，灸创愈，即能行也。后灸愈，灸处夹背一寸上下行，端直均调，如引绳也。

【附注】　华佗以四言为主要，知药所不及，乃易之以灸。人谓灸不难，得穴难。余谓得穴非难，因有图可按，体格部位可稽也。惟病之应灸与否，又灸从何起，迄何止，有胆有识，斯诚难耳。华佗之享大名于后世也，即此胆与识为之基也。

孙思邈注

 酒毒秘诀 ▶▶▶

【表象】　讳疾忌医，死。

【释例】　酒之发酵，足伤肺翼，害肠胃，惟葛花可解。暨浍严昕与数人共候，华佗适至，谓昕曰："君身中佳否？"昕曰："无他。"华佗曰："君有急疾见于面，毋多饮，多饮则不治。"与以葛花粉令服之，昕不能信，复饮，归行数里，卒头眩堕自车，人扶之，辇回家，越宿死。

孙思邈注

 虚损秘诀 ▶▶▶

【表象】　乘虚御内，亡。

【释例】　故督邮顿，子献得病，已瘥，诣华佗。华佗为切其脉曰："尚虚未得复，勿为劳事。御内即死，临死当吐舌数寸。"其妻闻其病除，自百余里来省之，止宿交接，中间三日，病发，一如华佗言。

【附注】　肾水愈不足，相火愈妄动，故患虚损者，愈喜近女色。此女欲拒而不能，非腰痛如割，则粘汗如流，此症华佗且无方，仙且无术，人其鉴之。

孙思邈注

 胃管秘诀 ▶▶▶

【表象】　地数五，土求其平，毋使术梗。

【释例】　督邮徐毅得病，华佗往省之。毅谓华佗曰："昨使医吏刘租，针胃管讫，便苦咳嗽，欲卧不安。"华佗曰："刺不得胃管，误中肝也，食当日减，五日不救。"果如华佗言。

【附注】 人谓咳嗽从肺，不知肝风煽动，使肺不舒，亦足致嗽，所谓木刑金也。人谓减食由胃，不知肝气不行，使胃作胀，不能进食，所谓木克土也。人谓不眠由肾，不知肝为血海，肝病血虚，势难安眠，所谓木耗水也。胃属土，地数五，五为地数之终，终而不能复始，故五日不救也。仙传数语，足以当千万部医书，有如是者。

孙思邈注

婴儿下痢秘诀

【表象】 先啼后痢，乳多冷气。

【释例】 凡儿啼，哺以乳则止。乳寒则胃不舒，既入贲门，不能上吐，则为下痢。东阳陈叔山小男二龄，得疾下痢，常先啼，日以羸困，以问华佗。华佗曰："其母怀躯，阳气内养，乳中虚冷，儿得母寒故也。治法宜治其母，儿自不时愈。"乃与以四物女菀丸（即四物汤），十日即除。

【附注】 四物汤为妇人要药，有活血通经之功，佗以此法治病，即所云"子有病治其母也"。凡治儿病，药由母服。方取妇科，法自此始。

虿螫秘诀

【表象】 水性涨，毒自散。

【释例】 彭城夫人夜如厕，虿螫其手，呻吟无赖。华佗令温汤近热，渍手其中，卒可得寐。但令人数为易汤，不使微冷，达旦而愈。

【附注】 人受蜂刺或蛇毒，多用白矾、雄黄、麻油及各种草药敷之，竟不见效，或反肿痛。从未有以热水渍之者，即用热水亦不知更易，是以无效。今观华佗之法，简而易，且奏效速，可知医在通变，治宜对症。治病良药，俯拾即是。人苦于不知其用法耳。

孙思邈注

急症秘诀

【表象】　不堪望，奚以方。

【释例】　军吏梅平，因得疾除名，还家。家居广陵，未至二百里，止亲人舍，其曰华佗适至主人宿，主人令华佗视之。华佗一望见，即谓平曰："君早见我，可不至此，今疾已结，不可为，趣（趣即行动之意，见《列子》）去可得与家相见，抵家后尚得有五日淹留也。"平从之，果如所言。

【附注】　凡人有病，必先发于外，故医以望为第一要义。扁鹊之著名，即在于能望也。华佗望平色，知其必死，虽有所本，亦由能决。今之医士，不解斯义，徒恃切脉，以作指针。故病者将死，犹为定方。吾见亦多矣，噫！

孙思邈注

 头风秘诀

【表象】　胆若寒，效难见。

【释例】　昔汉郭玉尝言："贵者处尊高以临臣，臣怀怖慑以承之。其为疗也，有四难焉。自用意而不任臣，一难也。将身不谨，二难也。骨节不强，不能使药，三难也。好逸恶劳，四难也。针有分寸，时有破漏，重以恐惧之心，加以裁慎之志，臣意犹且不尽，何有于病哉。此其所以不愈也。"不知华佗所得之医经中，已有此言。故华佗治曹操头风未除，操曰："佗能愈，此小人养吾病，欲以自重，然吾不杀此子，终当不为吾断此根原耳。"操之为是言，殆即郭氏所谓"贵者处尊高以临臣"之意也。华佗之不能根治，即医经所载二语尽之矣。

孙思邈注

 血郁秘诀

【表象】　黑血聚，盛怒愈。

华佗养生秘方

【释例】　血郁于上焦，非可剖而出之，惟盛怒则肝之鼓动力足，郁自散。上行则吐，势所必然。华佗尝本此以治郡守病，以为使之盛怒则瘥，乃多其货而不加功。无何弃去，又遗书辱詈之。郡守果大怒，令人追杀之，不及。因瞋恚，吐黑血数升而愈。

孙思邈注

病笃秘诀

【表象】　说明寿夭而复治，则不怨冤死。

【释例】　医者遇病，宜先审其人之将死与否，若贸然定方与药，药纵无害，及死则必归咎于医者，虽百喙其难辞也。故欲攻医，宜先精相，相者何，望之义也。华佗遇病者，先能知其人之寿夭，此非得自仙传，乃缘临症多使然耳。尝有疾者诣华佗求治，华佗曰："君病根既深，宜剖脏腑，治之当愈。然君寿不过十年，病不能相杀也。"疾者不堪其苦，必欲除之，华佗乃施破术，应时愈。十年后竟亡。

孙思邈注

咽塞秘诀

【表象】　中有所壅，吐为便。医法有不宜明言而奏效甚速者。

【释例】　仲景治伤寒，以升吐为第一义。华佗得医经，亦曾及此。华佗尝行道中，见有咽塞者，因语之曰："向者道隅，有鬻饼人，萍齑甚酸，可取二升饮之，病自当去。"其人如华佗言，立吐一蛇，乃悬于车而候华佗。时华佗小儿，戏于门中。逆见自相谓曰："客车旁悬有物，必系逢我翁也。"及客进顾，视壁北悬蛇以十数，乃知其奇。

【附注】　华佗治此症，精且玄矣。知其腹中有蛇，未尝明言，恐其惧耳。惧则蛇亦畏缩，不肯随吐而出。医家有以后患详告病者，致其人不敢服药，令病加剧者，观于华佗之治腹蛇，可以知所取法矣。

孙思邈注

内疽秘诀

【表象】　生腥化虫，虽出有伏。

【附注】　以鱼腥杂碎和糖与粉，埋土中，经宿成虫如蚯蚓，畜鸡者恒以此饲鸡，较他虫速而且繁。盖天道本生生不已，以生物求生物，诚不生而自生也。广陵太守陈登，忽患胸中烦懑，面赤不食，华佗脉之曰："使君胃中有虫，欲成内疽，腥物所为也。"即作汤二升服之，至再，有顷即大呕，中有小虫头赤而能动，其半尚为鱼脍，所苦即愈。华佗曰："此病后三期当发，因其中尚有遗种，种难尽绝也。遇良医可救。"及期疾动，佗适他往，登遂死。

孙思邈注

 ## 欲产不通秘诀

【表象】　产以血为主使，血乏者难，宜助。

【释例】　李将军妻病，延华佗使视之。华佗曰："伤身而胎未去。"将军言顷实伤身，胎已去矣。华佗曰："案脉未去也。"将军不谓然，越日稍瘥。三月后复动，更召华佗，华佗曰："脉象如前，系双胎。先下者耗血多，故后儿不得出，胎既死，血脉不复归，必干附于母脊。"乃为施针，并令进汤，果下死胎，且人形已具，色已黑矣。

孙思邈注

 ## 咳嗽秘诀

【表象】　表里相应，二九复生。脓能化毒，不吐肠痈。

【释例】　军吏李成苦咳，昼夜不宁，华佗诊为肠痈，与以散二剂，令服，即吐脓血二升余，病寻愈。华佗谓之曰："后十八年，疾当复发，若不得药，不治。"复分散与之，令宝藏。其后五六岁，有里人所患，适与成同，诣成乞药甚殷，成愍而与之，乃故如谯，诣华佗更乞，适值见收，意不忍言。后十八年，成复发，竟以无药死。

【释例】 肺与大肠相表里，肺疾则大肠之力不足，故便不畅。或便后失力，上无感，下不应也。若大肠遘疾，则肺之鼓动力受阻，故气常不舒，或增咳嗽。干不强，枝亦弱也。华佗治咳嗽，而用吐剂，知其化脓毒，侵于腠理耳。视若甚奇，实则无奇也。

孙思邈注

血脉诸病秘诀

【表象】 身能活脉，何需药石。

【释例】 华佗尝语其门人吴普曰："人体欲得劳动，第不当极。动摇则谷气得销，血脉流通，疾不得生。所谓流水不腐，户枢不蠹也。故古之为导引者，熊颈鸱顾，引挽腰体，动诸关节，以求不老。吾有一术，名五禽之戏：一曰虎，二曰鹿，三曰熊，四曰猿，五曰鸟，亦以除疾，兼利蹄足，以当导引。体有不舒，起作禽戏，怡而汗出，因以着粉，体自轻便，而嗜食。"普遵行之，行年九十，耳目聪明，齿牙完坚。佗之斯术，盖即得自仙传也。

腹背诸疾秘诀

【表象】 药不及，针可入，中肯綮，深奚弊。

【释例】 世传涪翁善针，著有《针经》。其弟子程高寻求积年，翁乃授之。郭玉师事程高，亦以针名。惟医贵人，辄或不愈。和帝问其故：对曰："腠理至微，随气用巧，针石之间，毫芒即乘，神存于心手之间，可得解而不可言也。"又曰："针有分寸，时有破漏，是可见用针之难矣。"不知华佗得仙授，亦精于此。其徒彭城樊阿，亦善针术。凡医皆言背及胸脏之间，不可妄针，针入不得过四分，而阿针背入一二寸，胸脏深乃至五六寸，而病皆瘳。是可见华佗之针术，得自仙授，视涪翁等尤胜也。

孙思邈注

精神衰颓秘诀 ▶▶▶

【表象】　御妇人，得长生。服麻术，亦仙伦。

【释例】　御同禦，抵御妇人，即握固不泄，还精补脑之术也。《列仙传》曰："容成公者，能善补导之事，取精于玄牝（即服丹铅也），其要谷神（即肾脏之元神）不死，守生养气者也。"故世言御妇人术者，多推容成公为始祖。其实此术非创自容成公，乃创自华佗。华佗特假名于容成耳。按：后汉时有冷寿光者，与华佗同时，常师事华佗，得华佗秘授御妇人术。寿光年可百五六十岁，尝屈颈息，须发尽白，而色理如三四十时。同时又有女生者，长乐人，初饵胡麻及术，绝谷八十余年，日少壮，色若秾桃，日能行三百里，走及獐鹿，常采药入嵩高山，见女子自言为三天太上侍官，以五岳真形与之，并授以施行法。女生道成，一旦与知交故友别，云入华山。去后五十年，先时相识者，逢女生华山庙前，乘白鹿从玉女三十人，并令谢其乡里故人也。

【附注】　《后汉书·华佗传》附录。

神医华佗论病理

论人法于天地

【实论】　人者，上禀天，下委地，阳以辅之，阴以佐之。天地顺则人气泰，天地逆则人气否（音 pǐ，不好的，旧指厄运。）天地有四时五行，寒暄动静。其变也，喜为雨，怒为风，结为霜，张为虹。人体有四肢五脏，呼吸寤寐，精气流散，行为荣，张为气，发为声。阳施于形，阴慎于精，天地之同也。失其守则蒸热发，否而寒生，结作瘿瘤，陷作痈疽，盛而为喘，减而为枯，彰于面部，见于肢体，天地通塞，一如此矣。故五纬盈亏，星辰差忒，日月交蚀，慧孛飞走，天地之灾怪也。寒暄不时，天地之蒸否也。土起石立，天地之痈疽也。暴风疾雨，天地之喘乏也。江河竭耗，天地之枯焦也。明于其故者，则决之以药，济之以针，化之以道，佐之以事，故形体有可救之病，天地有可去之灾。人之危厄生死，禀于天地。阴之病，来亦缓而去亦缓；阳之病，来亦速而去亦速。阳生于热，热则舒缓。阴生于寒，寒则蜷急。寒邪中于下，热邪中于上，饮食之邪中于中。人之动止，本乎天地。知人者有验于天，知天者亦有验于人，天合于人，人法于天，观天地逆从，则知人衰盛。人有百病，病有百候，候有百变，皆天地阴阳逆从而生，苟能穷究乎此，则思过半矣。

论阴阳大要

【实论】　天者，阳之宗，地者，阴之属。阳者生之本，阴者死之基。立于天地之间，而受阴阳之辅佐者人也。得其阳者生，得其阴者死。阳中之阳为高真，阴中之阴为幽鬼。故钟于阳者长，钟于阴者短。多热者阳之主，多寒者阴之根。阳务其上，阴务其下，阳行也速，阴行也缓，阳之体轻，阴之体重，阴阳平则天地和而人气宁，阴阳逆则天地否而人气厥。故天地得其阳则炎炽，得其阴则寒凛。阳始于子前，末于午后；阴始于午后，末于子前。阴阳盛衰，各在其时，更始更末，无有休息，人能从之，是曰大智。金匮曰"秋首养阳，春首养阴，阳勿外闭，阴勿外侵，火出于木，水生于金，水火通济，上下相寻，人能循此，永不湮沉"，此之谓也。凡愚不知是理，举止失宜，自致其罹。外以风寒暑湿，内以饥饱劳役为败，欺残正体，消亡正神，缚绊其身，生死告陈。殊不知脉有五死，气有五生，阴家脉重，阳家脉轻，阳病阴脉则不永阴病，阳脉则不成。阳候多语，阴证无声，多语者易济，无声者难荣。阳病则旦静，阴病则夜宁。阴阳运动，得时而行。阳虚则暮乱，阴虚则朝争，朝暮交错，其气厥横，死生致理，阴阳中明。阴气下而不上曰断络，阳气上而不下曰绝经，阴中之邪曰浊，阳中之邪曰清。火来坎户，水到离扃，阴阳相应，方乃和平。阴不足则济之以水母，阳不足则助之以火精，阴阳济等，各有攀陵，上通三寸，曰阳之神路，下通三寸，曰阴之鬼程。阴常宜损，阳常宜盈，居之中者，阴阳匀停，是以阳中之阳，天仙赐号；阴中之阴，下鬼持名；顺阴者多消灭，顺阳者多长生，逢斯妙趣，无所不灵。

 ## 论生成

【实论】　阴阳者，天地之枢机；五行者，阴阳之终始。非阴阳不能为天地，非五行不能为阴阳，故人者成于天地，败于阴阳，由五行从逆而生焉。天地有阴阳五行，人有血脉五脏，五行者，金、木、水、火、土，五脏者，肺、肝、心、肾、脾。金生水，水生木，木生火，火生土，土生金，生成之道，循环不穷。肺生肾，肾生肝，肝生心，心生脾，脾生肺，上下荣养，无有休息。故《金匮至真要论》云："心生血，血为肉之母。脾生肉，肉为血之舍。肺属气，气为骨之基。肾应骨，骨为筋之本。肝系筋，筋为血之源。五脏五行，相成相生，昼夜流转，无有始终，从之则吉，逆之则凶。天地阴阳，五行之道，中合于人，人得之可以出阴阳之数，夺天地之机，悦五行之要，无终无始，神仙不死矣。"

论阳厥

【实论】 骤风暴热，云物飞扬，晨晦暮晴，夜炎昼冷。应寒不寒，当雨不雨，水竭土寒，时岁大旱，草木枯悴，江河乏涸，此天地之阳厥也。暴壅塞，忽喘促，四肢不收，二腑不利，耳聋目盲，咽干口焦，唇舌生疮，鼻流清涕，颊赤心烦，头昏脑重，双睛似火，一身如烧，素不能者乍能，素不欲者乍欲，登高歌笑，弃衣奔走，狂言妄语，不辨亲疏，发躁无度，饮水不休，胸膈膨胀，腹与胁满闷，背疽肉烂，烦溃消中，食不入胃，水不穿肠，骤肿暴满，叫呼昏冒，不省人事，疼痛不知去处，此人之阳厥也。阳厥之脉，举按有力者生，绝者死。

 论阴厥

【实论】 飞霜走雹，朝昏暮霭，云雨飘摇，风露寒冷，当热不热，未寒而寒，时气霹雳，泉生田野，山摧地裂，土坏河溢，日晦月昏，此天地之阴厥也。暴哑卒寒，一身拘急，四肢蜷挛，唇青面黑，目直口噤，心腹满痛，头领摇鼓，腰脚沉重，语言謇涩，上吐下泻，左右不仁，大小便结，吞吐酸渌（音 lù，清水），悲忧惨戚，喜怒无常者，此人之阴厥也。阴厥之脉，举指弱，按指大者生；举按俱绝者死。一身悉冷，额汗自出者亦死。阴厥之病，过三日不治。

 论阴阳否格

【实论】 阳气上而不下曰否，阴气下而不上亦曰否。阳气下而不上曰格，阴气上而不下亦曰格。否格者，谓阴阳不相从也。阳奔于上，则燔脾肺，生其疽也。其色黄赤，皆起于阳极也。阴走于下，则冰肾肝，生其厥也。其色青黑，皆发于阴极也，皆由阴阳否格不通而生焉。阳燔则治以水，阴厥则助以火，乃阴阳相济之道也。

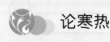 论寒热

▶▶▶

【实论】 寒热往来，是为阴阳相胜。阳不足则先寒后热，阴不足则先热后寒。又上盛则发热，下盛则发寒，皮寒而燥者阳不足，皮热而燥者阴不足，皮寒而寒者为阴盛，皮寒而热者为阳盛。热发于下，则阴中之阳邪。热发于上，则阳中之阳邪。寒起于上，则阳中之阴邪。寒起于下，则阴中之阴邪。寒而颊赤多言者，为阴中之阴邪。热而面青多言者，为阳中之阴邪。寒而面青多言者，为阴中之阴邪。若不言者，其病为不可治。阴中之阴者，一生九死。阳中之阳者，九生一死。阴病难治，阳病易医。诊其脉候，数在上，则阳中之阳也；数在下，则阴中之阳也；迟在上，则阳中之阴也；迟在下，则阴中之阴也；数在中，则中热；迟在中，则中寒；寒用热取，热以寒攻；逆顺之法，从乎天地，本乎阴阳也。

 论虚实大要

▶▶▶

【实论】 病有脏虚脏实，腑虚腑实，上虚下实，下虚上实，状各不同，宜探消息。肠鸣气走，足冷手寒，食不入胃，吐逆无时，皮毛憔悴，肌肉皱皱，耳目昏塞，语声破散，行步喘促，精神不收，此五脏之虚也。诊其脉举指而活，按之而微，看在何部，以断其脏。又按之沉小弱微，短涩软濡，俱为脏虚，虚则补益，治之常情耳。饮食过多，大小便难，胸膈满闷，肢节疼痛，身体沉重，头目昏眩，唇舌肿胀，咽喉闭塞，肠中气急，皮肉不仁，暴生喘乏，偶作寒热，疮疽并举，悲喜自来，或自痿弱，或自高强，气不舒畅，血不流通，此脏之实也。诊其脉，举按俱盛者实也。又长、浮、数、疾、洪、紧、弦、大，俱曰实也。观其在何经，而断其脏。头痛目赤，皮热骨寒，手足舒缓，血气壅塞，疳瘤更生，咽喉肿痛，轻按则痛，重按则快，饮食如故，是为腑实。诊其脉浮，而实大者是也。皮肤瘙痒，肌肉𪗴（音 chēn，胀起）胀，食饮不化，大便消而不止，诊其脉轻按则滑，重按则平，是为腑虚，观其在何经而正其腑。胸膈痞满，头目碎痛，饮食不下，脑项昏重，咽喉不利，涕唾稠黏，诊其脉左右

寸口沉结实大者上实也。颊赤心怯，举动颤栗，语声嘶嗄，唇焦口干，喘乏无力，面少颜色，颐颔肿满，诊其左右寸脉，弱而微者上虚也。大小便难，饮食如故，腰脚沉重，如坐水中，行步艰难，气上奔冲，梦寐危险。诊其左右尺中脉，滑而涩者，下虚也。凡患者脉微、涩、短、小，俱属下虚。

 ## 论上下不宁

【实论】 凡病脾者，上下不宁。盖脾上有心之母，下有肺之子。心者血也，属阴。肺者气也，属阳。脾病则上母不宁，母不宁则阴不足，阴不足则发热。又脾病则下子不宁，子不宁则阳不足，阳不足则发寒。故脾病则血气俱不宁，血气不宁，则寒热往来，无有休息，故病如疟也。盖脾者土也，心者火也，肺者金也。火生土，土生金，故曰上有心母，下有肺子，脾居其中，病则如斯耳。他脏上下，皆法于此。

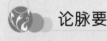 ## 论脉要

【实论】 脉为气血之先，气血盛则脉盛，气血衰则脉衰，气血热则脉数，气血寒则脉迟，气血微则脉弱，气血平则脉缓；又长人脉长，短人脉短，性急则脉急，性缓则脉缓，反此者逆，顺此者从。又诸数为热，诸迟为寒，诸紧为痛，诸浮为风，诸滑为虚，诸伏为聚，诸长为实，诸短为虚。又短、涩、沉、迟、伏，皆属阴。数、滑、长、浮、紧，皆属阳。阴得阴者从，阳得阳者顺，违之者逆。阴阳消息，以经而处之。假令数在左寸，得之浮者，热入小肠，得之沉者，热入心。余仿此。

 ## 论五色脉

【实论】 面青无右关脉，脾绝木克土。面赤无右寸脉，肺绝火克金。面白无左关脉，肝绝金克木。面黄无左尺脉，肾绝土克水。面黑无左寸脉，心绝水克火。五绝者死，凡五绝当时即死，非其时则半岁死耳。五色

虽见，而五脉不见，即非死者矣。

论脉病外内证诀

【实论】　病疯人脉紧数浮沉，有汗出不止，呼吸有声者死，不然则生。病气人一身悉肿，四肢不收，喘无时，厥逆不温，脉候沉小者死，浮大者生。病劳人脱肛，骨肉相失，声散呕血，阳事不禁，梦寐交侵，呼吸不相从，昼凉夜热者死，吐脓血者亦死。其脉不数，有根蒂者，及颊不赤者生。病肠澼者，下脓血，患者脉急皮热，食不入腹，目瞪者死。或一身厥冷，脉沉细而不生者亦死。食如故，脉沉浮有力而不绝者生。病热人四肢厥，脉弱不欲见人，食不入，利下不止者死。食入四肢温，脉大语狂无睡者生。病寒人狂言不寐，身冷脉数，喘息目直者死。脉有力而不喘者生，阳患者精神颠倒，寐而不醒，言语失次，脉候浮沉有力者生。及食不入胃，不定者死。久患者脉大身瘦，食不充肠，言如不病，坐卧困顿者死。若饮食进退，脉小而有力，言语轻嘶，额无黑气，大便结涩者生。凡阳病阴证，阴病阳证，身热大，肥人脉衰，上下交变，阴阳颠倒，冷暖相乘，皆属不吉。从者生，逆者死。治药之法，宜为详悉耳。

论生死大要

【实论】　不病而五行绝者死，不病而性变者死，不病而暴语妄者死，不病而暴不语者死，不病而喘息者死，不病而强中者死，不病而暴目盲者死，不病而暴肿满者死，不病而大便结者死，不病而暴无脉者死，不病而暴昏冒如醉者死，此内外先尽故也。逆者即死，顺者二年，无有生者也。

论病有灾怪

【实论】　病者应寒而反热，应热而反寒，应吐而不吐，应泻而不泻，应汗而不汗，应语而不语，应寐而不寐，应水而不水，皆属灾怪。此乃五脏之气，不相随从而致。以四逆者不治，四逆者谓主、客、运、气，俱不得时也。

论水法

【实论】 病起于六腑者，阳之系也。其发也或上或下，或内或外，或反在其中，行之极也。有能歌笑者，有能悲泣者，有能奔走者，有能呻吟者，有自委曲者，有自高贤者，有寐而不寤者，有不能言而声昧者，各个不同，皆生于六腑也。喜其通者，因以通之，喜其塞者，因之塞之；喜其水者，以水济之；喜其冰者，以冰助之。病者之嗜好勿强予违背，亦不可强抑之。如此从随，则十生其十，百生其百，疾无不愈耳。

论火法

【实论】 病起于五脏者，阴之属也。其发也或偏枯，或痿厥，或外寒而内热，或外热而内寒，或心腹胀满，或手足挛蜷，或口眼不正，或皮肤不仁，或行步艰难，或身体强硬，或吐泻不息，或疼痛未宁，或暴无语，或久无音，绵绵默默，状如死人；如斯之候，备出于阴，阴之盛也，阳必不足。阳之盛也，阴必不盈。前论云"阳不足则诱之以火精，阴不足则济之以水母"，此之谓也。故喜其汗者汗之，喜其温者温之，喜其热者热之，喜其火者火之，喜其汤者汤之。汗、温、热、火、汤，胥视其宜而施之。治救之道，即在是矣。

论风中有五生五死

【实论】 风中有五者，谓心、肝、脾、肺、肾，五脏之中，其言生死，各不同也。心风之状，汗自出而好偃仰卧，不可转侧，语言狂妄者生。宜于心俞灸之。若唇面青、白、黄、黑、赤，其色不足，眼眶动不休，心绝者不可救。过五日即死。肝风之状，青色围目额，坐不得伛偻者可治。若喘目直，唇面俱青者死。宜于肝俞灸之。脾风之证，一身通黄，腹大而满，不嗜食，四肢不收者，或可治，宜于脾俞灸之。肾风者腰脚痛重，视胁下未生黄点者可治，不然则死。肾风宜于肾俞灸之。肺风者，胸中气满，冒昧汗出，鼻不闻香臭，喘而不得卧者可治。若失血及妄言者不可治，七八日死。肺风宜于肺俞灸之。凡诊其风脉，滑而散者风也，缓而大，浮而紧，软而弱，皆属风也。又风之病，鼻下赤黑相兼，吐沫身直者七日死，又中风人口噤筋急，脉迟者生，脉急而数者死。又心脾俱中风，则舌强而不能言。肝肾中风，则手足不遂。其外有瘾疹者，有偏枯者，有失音者，有历节者，有癫厥者，有疼痛者，有聋瞽者，有疮癞者，有胀满者，有喘乏者，有赤白者，有青黑者，有瘙痒者，有狂妄者，皆起于风也；其脉虚浮者，自虚而得。实大者，自实而得之。强紧者，汗出而得之。喘乏者，饮酒而得之。癫厥者，自劳而得之。手足不遂者，语言蹇失者，房中而得之。瘾疹者，自痹湿而得之。历节疼痛者，因醉犯房而得之。聋盲疮癞者，自五味饮食冒犯禁忌而得之。千端万状，要不离于五脏六腑所生耳。

 ## 论积聚症瘕杂虫

【实论】 积聚症瘕杂虫，皆由五脏六腑真气失，邪气并而来，其状各异，有害人与不害人之区。其为病，有缓速痛痒之异。盖因内外相感，真邪相犯，气血熏搏，交合而成。积者系于脏，聚者系于腑，症者系于气，瘕者系于血，蛊者血气食物相感而化之。积有五，聚有六，症有十二，瘕有八，蛊有九，其名不等：积有心、肝、脾、肺、肾之异，聚有大肠、小肠、胆、胃、膀胱、三焦之分，症有劳、气、冷、热、虚、实、风、湿、食、药、思、忧之别，瘕有黄、燥、血、脂、狐、蛇、鳖之区，虫有伏、蛕、白、肉、肺、胃、赤、弱、蛲之名。为病之说，出于诸论。

 ## 论劳伤

【实论】 劳者，劳于神气，伤者，伤于形容。饥饿过度则伤脾，思虑过度则伤心，色欲过度则伤肾，起居过度则伤肝，喜怒悲愁过度则伤肺，又风、寒、暑、湿则伤于外，饥、饱、劳、役则败于内。昼感之则病荣，夜感之则病卫。荣卫经行，内外交运，而各从其昼夜，使劳于一；一起于二，二传于三，三通于四，四干其五，五复犯一，一至于五，邪乃深，真气自失，使人肌肉消，神气弱，饮食减，行步难，及其如此，则虽有命，亦不能生。故《调神气论》曰："调神气，戒酒色，节起居，少思虑，薄滋味者，长生之大端也。"诊其脉，甚数，甚急，甚细，甚弱，甚微，甚涩，甚滑，甚短，甚长，甚浮，甚沉，甚紧，甚弦，甚洪，甚实，皆起于劳而生也。

 ## 论传尸

【实论】 凡人血气衰弱，脏腑虚羸，中于鬼气，因感其邪，遂成传尸之疾。其候咳嗽不止，或胸膈胀闷，或肢体疼痛，或肌肤消瘦，或饮食不入，或吐利不定，或吐脓血，或嗜水浆，或好歌咏，或爱悲愁，或颠风发歇，或便溺艰难，或因酒食而得，或因风雨而来，或因问病吊丧而感受，或缘朝走暮游而偶染，或用气聚，或因血行，或露卧于田野，或偶会于园林，钟此病死之气，染而为疾，故曰传尸。

 ## 论肝脏虚实寒热生死逆从脉证之法

【实论】 肝与胆为表里，足厥阴少阳是其经也。王于春，春乃万物之始生，其气嫩软虚而宽，故其脉弦软，不可发汗，弱则不可下，弦长曰平，反此曰病，脉虚而弦则为太过，病在外，太过则令人善忘，忽忽眩冒。实而微则为不及，病在内，不及则令人胸胁胀满。

大凡肝实引两胁下痛，其气逆，则头痛耳聋颊赤，其脉沉而急，浮而急亦然，主胁肢满，小便难，头痛眼眩，其脉急甚，恶言，微急气在胁下，缓其呕逆，微缓主脾，太急内痛吐血，太甚筋痹，小甚多饮，微小消瘅，滑甚则㿉疝，微滑遗溺，涩甚流饮，微涩疯挛。又肝之积气在胁久不去，则发咳逆，或为疟疾，虚则梦花草茸茸，实则梦山林茂盛。又肝病如头痛目眩，肢满囊缩，小便不通，十日死。又身热恶寒，四肢不举，其脉当弦长而急，及反短涩，是为金克木，十日死，不治。又肝中寒，则两臂不举，舌本燥，多太息，胸中痛不能转侧，其脉左关上迟而涩者是也。肝中热则喘满多怒，目痛腹胀，不嗜食，所作不定，睡中惊怖，眼赤视不明，其脉左关阴实者是也。肝虚冷则胁下坚痛，目盲臂痛，发汗如疟状，不欲食，妇人月水不来，气急，其脉左关上沉而弱者是也。

论心脏虚实寒热生死逆顺脉证之法

　　【实论】　　心居五脏之首，有帝王之称，与小肠为表里，神之所舍。又生血，属于火，王于夏，手少阴是其经。凡夏脉来盛去衰，是名曰钩，反此者病，若来盛去亦盛，为太过，病在外。来衰去盛为不足，病在内。太过则令人热而骨痛，口疮舌焦，引水不及，则令人烦躁，上为咳唾，下为气泄，其脉来如连珠，如循琅玕曰平脉。来累累连属，其中微曲曰病，来前曲后倨如操带钩曰死。又思虑过多，怵惕伤心，心伤则神失，神失则恐惧，又心痛手足寒过五寸，则旦得夕死，夕得旦殁。又心有水气，则身肿不得卧，烦躁。心中风则翕翕发热，不能行主，饥而不食，食则呕吐。夏心王，左寸脉洪浮大而散曰平，反此则病。若沉而滑者，水克火，十死不治。弦而长者，本来归子，其病自愈。缓而大者，土入火，微邪相干无所害。心病则胸中痛，四肢满胀，肩背臂膊皆痛，虚则多悸，惕然无眠，胸腹及腰背引痛，喜悲时常眩仆。心积气久不去则忧烦，心中疼，喜笑不息，梦火发。心气盛则梦喜笑恐畏。邪气客于心，则梦烟火。心胀则短气，夜卧不宁，时有懊，肿气来往，腹中热，喜水涎出。凡心病必日中慧，夜半甚，平旦静。又左寸脉大，则手热赤肿，太甚则胸中满而烦，面赤目黄。又凡心病则先心痛，而咳不止，关膈不通，身重不已，三日而死。心虚则畏人，瞑目欲眠，精神不倚，魂魄妄乱，心脉沉小而紧浮，气喘。若心下气坚不下，喜咽唾，手热烦满，多忘太息，此得之思虑太过，其脉急甚则瘛疭，微急心中痛，引腰背痛不下食，太缓则发狂笑，微缓则吐血，大甚则喉闭，微大痛引背多泪，小甚则哕，微小则消瘅，滑甚则为渴，微滑则心疾，引脐腹渴，涩甚喑不能言。又心脉搏坚而长生，强舌不能语，软而散，当慑伏不食。又急则心疝，脐下有病形，烦闷少气，大热上煎。又心病狂言汗出，烦躁厥冷，其脉当浮而大，反沉濡而滑，其色当赤而反黑者，水克火，十死不可治也。又心积沉，空空然上下往来无常处，病胸满悸，腰腹中热颊赤，咽喉干燥，掌热甚则呕，春瘥冬甚，宜急疗之。又忧喜思虑太过，心气内去，其色反和而盛者，不出十日死。扁鹊曰："心绝一日死，色见凶多，人虽健敏，名为行尸。一岁之中，祸必至矣。"又其人语声前宽而后急，后语不接前声，其声浊恶，其口不正，冒喜笑，此风入心也。又心伤则心坏，为水所乘，身体手足不遂，背节解舒。缓不自由，下痢无休，急宜治之，不治十死。又笑不待呻而后忧，此水乘火也，阴系于阳，阴起阳伏，伏则生热，热则生狂，冒昧乱妄，言语错误，不可采问，心已损矣。扁鹊云："其人唇口赤色可治，青黑则死。"又心疟则烦而后渴，翕翕然发热，其脉浮紧而大者是也。心气实则小便不利，腹满身热而重，温温欲吐，吐而不出，喘息急，不安卧，其脉左寸口实大者是也。心虚则恐惧多惊，忧思不乐，胸腹中苦痛，言语颤栗，恶寒恍惚，面赤目黄，喜衄，诊其寸口两虚而微者是也。

论脾虚实寒热生死逆顺脉证之法

【实论】　脾者土也，为谏议之官，主意与智。消磨五谷，寄在其中，养于四旁，王于四季，正王长夏。与胃为表里，足太阴是其经也。扁鹊云："脾病则面色萎黄，实则舌强直不嗜食，呕逆四肢缓，虚则多癖，喜吞酸，痢不已，其脉来似水曰太过，病在外；如鸟之距曰不及，病在内；太过则令人四肢沉重，言语蹇涩；不及则令人中满不食，乏力，手足缓弱不遂，涎引口中，四肢肿胀，溏泄不时，梦中饮食。脾脉来时缓柔，去似鸟距践地者曰平脉。来实而满稍数，似鸡举足曰病。又如鸟之啄，如鸟之距，如屋之漏曰死。中风则翕翕发热，状若醉人，腹中烦满，皮肉朗而短气者也。王时其脉阿阿然，缓曰平。若弦急者肝克脾，真鬼相逢，大凶之兆。"又微涩而短者，肺来乘脾，不治自愈。反软而滑者，肾来从脾，亦为不妨。反浮而洪者，心来生脾，不及而脾病也。色黄体重失便，目直视，唇反张，爪甲青，四逆吐食，面节疼痛，不能举，其脉当浮大缓，今反弦急，其色反青，此十死不可治也。又脾病其色黄，饮食不消，腹胀满，身体重，骨节痛，大便硬，小便不利，其脉微缓而长者可治。脾气虚则大便活，小便利，汗出不止，五液注下，为五色注下利也。又积在中，久不愈，则四肢不收，黄疸，食不为肌肤，气满喘而不足也。又脾实则时梦筑墙盖屋，盛则梦歌乐，虚则梦饮食，不足厥邪客于脾，则梦大泽丘陵，风雨坏室。脾胀则喜哕，四肢急，体重不食，善噫。脾病则日昧慧，平旦甚，日中持，下哺静，脉急甚则瘛疭，微急则隔中不利，食不入而还出，脉缓甚则痿厥，微缓则风痿，四肢不持，大甚则寒热作，微大则消瘅，滑甚则㿗疝，微滑则虫毒，肠鸣中热，涩甚则肠，微涩则内溃下脓血。脾脉至大而虚有积，脾气绝则十日死。又脐出者亦死，唇焦枯无纹理而青黑者死，脾先死也。脾病面黄目赤者可治，青黑色入节，半岁而死。色如积实者一月死。凶吉休咎，皆见其色出部分也。又口噤唇黑，四肢重如山，不能自持，大小便利无休歇，饮食不入，七日死。又唇虽痿黄，语声嘤嘤者可治。脾病疟气久不去，腹中鸣痛，徐徐热汗出。其人本意宽缓反急怒者，语时以鼻笑，不能答人者，此过一月，祸必至矣。又脾中寒或热，则皆使人腹中痛不下食。又病时舌强语涩，转卵缩牵阴股中引痛，身重不思食，臁胀变则水泄不能卧者，死不治。脾正热则面黄目赤，胁痛满。寒则吐涎沫而不食，四肢痛，滑泄不已，手足厥，甚则颤栗如疟。临病之时，要在明证详脉，然后投汤药期瘳耳。

 ## 论肺脏虚实寒热生死逆顺脉证之法

【实论】 肺者魄之舍，生气之源，乃五脏之华盖也。外养皮毛，内荣肠胃，与大肠为表里，手太阴阳明是其经也。气通则能知其香味，有病则喜咳，实则鼻流清涕，虚实寒热皆使人喘咳。实则梦刀兵，喘息胸满。虚则寒生咳息利下，少气力，多悲感。王于秋。其脉浮而毛曰平，脉来毛而中央坚，两旁虚者曰太过，病在外。脉来毛而微曰不及，病在内。太过则令人气逆，胸满前痛，不及则令人喘呼而咳上气，见血不闻声音。又肺脉厌厌聂聂，如落榆叶者曰平。来如循鸡羽者曰病如物之浮，如风之吹鸟背上毛者死其肺脉来至犬虚，又如以毛羽中人肤，其色赤，其毛折者死。又微曰平，毛多曰病，毛弦曰春病，弦甚即死。又肺病吐衄血，皮热脉数，颊赤者死。又久欬见血身热气短，脉当涩而反浮大，色当白而反赤者，为火克金，十死不治。肺病喘咳，身寒无热，脉迟微者可治。肺王于秋，其脉当浮涩而短，是之谓平，反此这病。又反洪而大而长，是为火焚金，亦不可治。反得软而滑者，肾来乘肺，不治自愈。反浮大而缓者，是脾来生肺，不治而瘥。反弦而长者，是肺被肝从为微邪，虽病不妨。虚则不能息，身重咽干，喘咳上气，肩背痛，有积则胁痛，中风则口燥而喘，身运而重，汗出而胃闷，其脉按之虚弱如葱叶，下无根者死。中热则唾血，其脉细、紧、浮、数、芤，皆主失血，此由躁扰嗔怒劳伤得之，气结壅所为也。又其人喘而目脱，其脉浮大者是也。又肺痿则涎沫吐，而咽干欲饮者将愈，不饮则未瘥。又咳而遗小便者，上虚不能制下故也。其沉浊者病在内，浮清者病在外，肺孔死则鼻孔开而黑，喘而目直视也。又肺绝则十三日死。其病足满泻痢不觉出也，面白目青，是为经乱，虽有天命，亦不足治。肺病颊赤者死。又言音喘急，短气而睡，此为真鬼相害十死十，百死百，大逆之兆也。又阳气上而不降燔于肺，肺自结邪，胀满喘急，狂言目瞑，非常所说，而口鼻张大，小便头俱胀，饮水无度，此因热伤阳为肺化血，不可治，半岁死。又肺病使人心寒，寒甚则发热，寒热往来，休作不定，多惊咳喘，如有所见者是也。其脉浮而紧，又滑而数，及迟涩而小，皆为肺病之脉。又乍寒乍热，鼻寒颐赤白，皆肺病之候也。

论肾脏虚实寒热生死逆顺脉证之法

▶▶▶

【实论】　肾者精神之舍，性命之根，外通于耳，男以闭精，女以包血，与膀胱为表里，足少阴太阳是其经也。凡肾气绝，则不尽其天命而死。王于冬，其脉沉濡曰平，反此者病。其脉弹石，名曰太过，病在外。其去如数者为不及，病在内。太过则令人体瘠而少气，不欲言。不及则令人心如悬，小肠腹满，小便滑，变黄色。又肾脉来喘喘累累如钩，按之坚曰平。又来如引葛，按之益坚曰病，来如转索，辟如弹石曰死。又肾脉但石，无胃气亦死。肾有水则腹大脐肿，腰重痛不得溺，阴下湿，如牛鼻，头汗出，是为逆寒，大便难。肾病手足冷，面赤目黄，小便不禁，骨节烦痛，小腹结痛，气上冲心，脉当沉而滑，今反浮大缓；其色当黑，今反黄；其翕翕少气，两耳若聋，精自出，饮食少，便下清，脉迟可治。冬则脉沉而滑曰平，反大而缓，是土克水，不可治。反浮涩而短，肺乘肾，易治。反弦而长者，肝乘肾，不治自愈。反浮大而洪，心乘肾，不为害。肾病腹大体重满，咳嗽汗出憎风，虚则胸中痛，阴邪入肾，则骨痛腰痛，上引脊背疼，遇房汗出，当风浴水，久立则肾病。又其脉甚急，则肾痿瘕疾，微急则沉，急奔豚足不收。缓甚则折脊，微缓则洞泄食不化，入咽还出，大甚则阴痿，微小则消瘅，滑甚则癃，微滑则骨痿，从弗能起，目视见花。涩甚则大壅塞，微涩则痔疾。又其脉之至上坚而大，有脓气在阴中及腹内，名肾痹，得之因浴冷水，脉来沉而大，坚浮而紧，手足肿厥，阳痿腰背疼，小肠心下有水气，时胀满洞泄，此皆浴水中身未干而合房得。虚梦船溺人得，其时梦伏水中，盛实则梦临深投水中，肾胀则腰痛满引背，帙帙然腰痹痛。肾病夜半愈，日中甚，哺则静。肾生病则口热舌干，咽肿上气，噎干及烦而痛。黄疸肠病久不愈，则腿筋痛，小便闭，两胁胀满目盲者死。肾之精彻脊与腰相引而痛，饥见饱减。又肾中寒结在脐下也，肾脉来而细软，附于骨者是也。又目黑目白，肾已内伤，八日死。又阴缩小便不出，或不快者亦死。又其色青黄，连耳左右，其人年三十许，百日死。若偏在一边，一日死。实则烦闷，脐下重。热则舌干口焦，而小便涩黄。寒则阴中与腰背俱疼，面黑耳干，哕而不食，或呕血是也。又喉鸣坐而喘咳血出，亦为肾虚，寒气欲绝也。寒热虚实既明，详细调救，即十可治十，全生之道也。

论胆虚实寒热生死脉证之法

【实论】　胆为中清之府，号曰将军，决断出于此焉。能喜怒刚柔，与肝为表里，足少阳是其经也。虚则伤寒，寒则恐畏，头眩不能独卧。实则伤热，热则惊怖，精神不守，卧起不宁。又玄水发其根在胆。又肝厥不已，传邪入胆，呕清汁。又胆有水则从头肿至足，又胆病则口苦太息，呕宿汁，心中澹澹，恐人将捕之，咽中介介然数唾。又胆胀则口苦，舌下痛太息。邪气客于胆，则梦讼斗。其脉诊在左关上浮而得之者，是其部也。胆实则热，精神不守。胆热多睡，胆冷则无眠。又关上脉阳微者胆虚，阳数者胆实，阳虚者胆绝也。

论小肠虚实寒热生死逆顺脉证之法

【实论】 小肠为受盛之府，与心为表里，手太阳是其经也。心与小肠绝者，六日死。绝则发直如麻，汗出不已，不得屈伸者是也。又心病久则传小肠，小肠咳则气咳一齐出也。小肠实则伤热，热则口疮。虚则伤寒，寒则泄脓血，或泄黑水，其根在小肠。又小肠寒则下肿重。热久不出，则渐生痔疾。若积多发热则上病，若气多发冷，则腰下重，食则窘迫而难，是其候也。小肠胀则小肠引指痛，厥则邪入小肠，梦聚并邑中，或咽痛颌肿，不可回首，肩如杖，脚如折。又左手寸口阳绝，是无小肠也，六日死。病则脐腹小，腹中有疝瘕也。右手寸口实大，小肠实也，有热则小便赤涩。又小肠实则口疮，身热去来，心中烦满体重。又小肠主于舌之官也，和则能言，而机关利健，善别其味。虚则左寸口脉浮而微，软弱不禁。按病惊狂，无所守下，空空然不能语者是也。

论胃虚实寒热生死逆顺脉证之法

【实论】 胃者腑也，又名水谷之海，与脾为表里，为人类之根本。胃气壮则五脏六腑皆壮，足阳明是其经也。胃气绝，五日死。实则肿胀便难，肢节疼痛，不下食，呕吐不已。虚则肠鸣胀满，汗出滑泄。寒则腹中痛，不能食冷物。热则面赤如醉人，四肢不收，夜不安眠，语狂目乱，便硬者是也。痛甚则腹胁胀满，吐呕不入食，当心上下不通，恶闻食臭，嫌人语，振寒喜伸欠。胃中热则唇黑，热甚则登高而歌，弃衣而走，癫狂不定，汗出额上，衄不止。虚则四肢肿满，胸中短气，谷不化而消也。胃中风则溏泄不已，胃不足则多饥不消食，患者胃不平，且中病渴者不能治。胃脉坚而长，其色黄赤，病折腰，其脉软而散，病食痹，并上脉浮大者虚也，浮而短涩者实也，浮而微滑者亦虚，浮而迟者寒也，浮而数者热也，虚实寒热生死之证，察其脉理，即成神妙也。

论大肠虚实寒热逆顺生死脉证之法

【实论】　大肠者，肺之腑也，为传送之司，号监仓之官。肺病久则传入大肠，手阳明是其经也。寒则泄，热则结，绝则利下不止而死。热极则便血。又风中大肠则下血。又实热则胀满，大便不通。虚寒则滑泄不定。大肠乍虚乍实，乍来乍去，寒则溏，热则垢，有积物则发热栗而寒，其发渴如疟状，积冷痹痛，不能久立，痛已则泄，积物是也。虚则喜满咳喘咽中如核妨矣。

论膀胱虚实寒热逆顺生死脉证之法

【实论】　膀胱者，津液之府也，与肾为表里，号水曹橡，名玉海也。足太阳是其经也。总统于五腑，所以五腑有疾，即应膀胱，膀胱有疾，即应胞囊。小便不利，热入膀胱则甚，气急而小便黄涩也。膀胱寒则小便数而清白。又石水发则根在膀胱，腹胀大者是也。又膀胱咳而不已，则传之三焦，肠满而不饮食。然上焦主心肺之病。人有热则食不入，寒则精神不守，泄利不止，语声不出也。实则上绝于气不行也。虚则引气入肺。其三焦之气和，则五脏六腑皆和逆时皆逆。膀胱中有厥阴气，则梦行不快，满胀则小便不下，脐下重闷，或有痛绝，则三日，死鸡鸣也。

论三焦虚实寒热生死逆顺脉证之法

【实论】　三焦者，人之三元之气也，号日中清之腑，总领五脏六腑，荣卫经络，内外左右上下之气也。三焦通则内外左右上下皆通，其于用身灌体，和内调外，荣左养右，导上宣下，莫大于此也。又名玉海，水道上则日三管，中则日霍乱，下则日走哺，名虽三而归一，有其名而无其形也。亦号日孤独之腑，而卫出于上，荣出于下。上者络脉之系，中者经脉之系，下者人气之系也。亦又属膀胱之宗，始主通阴阳，调虚实呼吸，有病则苦腹胀气满，小腹坚，溺不得便而窘迫也。溢则作水，留则为胀，手少阳是其经也。又上焦实热，则额汗出能食，而气不利，舌干口焦，咽闭之类，腹胀胁肋痛。寒则不入食，吐酸水胸背引痛，咽干，津不纳也。实则食已虚。虚则还出，膨胀而不纳。虚则不能制下，遗便溺头面肿也。中焦实热则上下不通，腹胀喘咳上气不下，下气不上，关格而不通也。寒则下痢不止，食饮不消。中满虚则肠鸣膨胀也。下焦实热，则小便不通，大便难，若重痛也。虚寒则大小便泄下不止，三焦之气，和则内外和，逆则内外逆，故以三焦为人之三元气，不亦宜乎。

论痹

【实论】　痹者，风寒暑湿之气，中于脏腑之谓也。入腑则病浅易治，入脏则病深难治。有风、寒、热、气及筋、骨、血、肉、气之则。大凡风寒暑湿之邪，入于心者，名曰血痹入脾者名肉痹，入肤者名筋痹，入肺者名气痹，入肾者名骨痹；感病则一，其治乃异，痹者，闭也，五脏六腑，感于邪气，乱于真气，闭而不仁也又痹病成痛痒，或淋或急，或缓而不能收持，或拳而不能舒张，或行立或艰难，或言语蹇涩，或半身不遂，或四肢蜷缩，或口眼偏邪，或手足欹侧，或行步而不言语，或不能行步，或左手疼痛，或即疾而即死，或感邪而未亡，或喘满而不寐，或昏昧而不醒；种种诸证，出于痹也。

论气痹

【实论】　气痹者，愁思喜怒过则气结于上。久而不消则伤肺，伤肺则生气渐衰，而邪气愈胜。留于上则胸腹痹而不能食，注于下则脚肿重而不能行，攻于左则左不遂，冲于右则右不仁，贯于舌则不能言，遗于肠则不能溺，壅而不散则痛，流而不聚则麻，真经既损，难以医治。邪气不胜，易为痊愈。其脉右手寸口沉而迟涩者是也。宜节忧思以养气，慎怒以全真，最为良矣。

论血痹

【实论】 血痹者，饮食过多，怀热太盛，或寒折于经络，或湿犯于荣卫，因而血搏，遂成其咎，故使血不能荣外，气不能养内，内外已失，渐渐消削。左先枯则右不能举，右先枯则左不能伸，通疏，百证千状，皆失血也。其脉左手寸口脉结而不能流利，或断绝者是也。

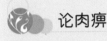

论肉痹

【实论】 肉痹者，饮食不节，膏粱肥美之所为也。脾者肉之本，脾气已失，则肉不荣，肌肤不泽，则纹理疏，凡风寒暑湿之邪易为人，故久不治则为肉痹也。肉痹之状，其先能食，而不能充悦，四肢缓而不收持者也。其右关脉按举皆无力，而往来涩也。宜节饮食以调其脏，常起居以安其脾，然后依经补泻，以求其愈也。

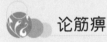

论筋痹

【实论】 筋痹者，由怒叫无时，行步奔急，淫邪伤肝肝失其气，因而寒热所客，久而不去。流入筋会，则使人筋急而不能舒缓也，故名曰筋痹。宜活血补肝，温气以养肾。然后服饵汤圆，治得其理，合自瘳矣。不然则害人。其脉左关中弦急而数，浮沉而有力也。

论骨痹

【实论】 骨痹者，乃嗜欲不节伤于肾也。气内消则不能关禁，中上俱乱，三焦之气，痞而不通，饮食糟粕，精气日衰，邪气妄入，上冲心舌，其候为不语；中犯脾胃，其证为不充；不流腰膝，其象为不遂；傍攻四肢，则为不仁。寒在中则脉迟，热在中则脉数，风在中则脉浮，湿在中则脉濡，虚在中则脉滑，其证不一，要在详明耳。

论治中风偏枯之法

【实论】 人病中风偏枯，其脉数，而面干黑黧，手足不遂，言语蹇涩，治之奈何？在上则吐之，在中则泻之，在下则补之，在外则发之，在内则温之，按之，熨之。吐谓出其涎也，泻谓通其塞也，熨谓助其阳也，治各合其宜，安可一揆，在求其本。脉浮则发之，补谓益其不足也，发谓发其汗也，温谓驱其湿也，按谓散其气也，滑则吐之，脉伏而涩则泻之，脉紧则温之，脉迟则熨之，脉闭则按之，要察其可否，故不能揆治者也。

论五疔状候

【实论】 五疔者，皆由喜怒忧思，冲寒冒热，恣饮醇酒，多嗜甘肥，毒鱼酢酱，色欲过度之所为也。蓄其毒邪浸溃脏腑，久不摅散，始变为疔。其名有五：一曰白疔，二曰赤疔，三曰黄疔，四曰黑疔，五曰青疔。白疔起于右鼻下，初如粟米，根赤头白，麻木或痛痒，使人憎寒头重，状若伤寒，不欲食，胸膈满闷，喘促昏冒者死，未者可治。此疾不过五日，祸必至矣，宜速治之。赤疔在舌下，根头俱赤，发痛，舌本硬不能多言，惊烦闷恍惚，多渴引水不休，小便不通，发（原夺）狂者死也，未者可治，此不出七日，祸必至矣。大人小儿皆能患也。黄疔起于唇齿龈边，其色黄，中有黄水，发则令人多食而还也，手足麻木，腹胀而烦，多睡不寐者死也。未者可治。黑疔起于耳前，状如瘢痕，亦不出三岁死。皆由肾渐绝也，宜慎欲事青疔起于目下始如瘤瘢，其身青硬如石，使人目昏昏然无所见，多恐悸，睡不安宁，久不愈，令目盲，或脱精，不出一年，祸必至矣。白疔其根肺，赤疔其根心，黄疔其根脾，黑疔其根肾，青疔其根肝，五疔之候最为巨疾，不可不察也。

论痈疽

【实论】 夫痈疽疮肿之作者，皆五脏六腑蓄毒不流，非独因荣卫壅塞而发者也。其行也有处，其主也有归。假令发于喉舌者，心之毒；发于皮毛者，肺之毒；发于肌肉者，脾之毒；发于骨髓者，肾之毒；发于下者阴之毒，发于堵阴之毒，发于外者六腑之毒，发于内者五脏之毒。做内日坏，外日溃，上日从，下日逆发于上者得之速，发于下者得之缓，感于六腑则易治，感于五脏则难瘳也。又近骨者多冷，近虚者多热。近骨者久不愈，则化成血蛊近虚者久不愈，则传气成漏成蛊则多痒少痛，或先痒后痛，生漏则多痛少痒，或不痛不痒。内虚外实者，多痛少痒。血不止则多死，脓疾溃则多生。或吐逆无度，饮食不时，皆痛疽之使然。种候万端，要在明详耳。

论脚弱状候不同 ▶▶▶

【实论】　人病脚气与气脚有异者，即邪毒从内而注入脚者，名曰脚气。风寒暑湿邪毒之气，从外而入于脚膝者，名气脚也。皆以邪夺其正，使人病形，颇相类例。其于治疗，亦有上下先后。若不察其理，无由致其瘳也。又喜怒忧思寒热毒邪之气，流入肢节，或注于膝脚，其状类诸风、历节、偏枯、痛肿之症，但入其脚膝者谓之气脚。若从外入足入脏者，谓之脚气，脚气者，先治外而次治内，实者利之，虚者益之。又病脚气多者，何也？谓人之心、肺二经起于手，脾、肾、肝三经起于足，手则清邪中之，足则浊邪中之，人身之苦者手足耳，而足则最重艰苦，故风寒暑湿之气，多中于足，以此脚病多也。然而得之也以渐，始误于不明。医家不视为脚气，而目为别疾，治疗不明，因循至大，身居厄矣。本从微起，渐成巨候，流入脏腑，伤于四肢，头项腹背未甚，终不能知觉也。时因地而作，或如伤寒，或如中暑，或腹背疼痛，或肢节不仁，或语言错乱，或精神昏昧，或时喘乏，或暴盲聋，或饮食不入，或脏腑不通，或挛急不遂，或舒缓不收，或口眼牵搐，或手颤震，种种多状，莫有达者。故使愚俗束手受病，死无告疗。仁者见之，岂不伤哉！今始述本末，略示后学。如醉入房中，饱眠露下，当风取凉，对月贪欢，沐浴未干而熟睡，房室暂罢而冲风，久立于低湿，久仁于水湿，冒雨而行，清寒而寝，劳伤汗出，食欲悲生，犯诸所禁，因成疾矣。其于不正之气，中于上则害于头目，害于中则蛊于心腹，形于下则失于腰脚，及于傍则妨于肢节，千状万证，皆属气脚。起于肢膝，乃谓脚气也。形候脉理，亦在详明。其脉浮而弦者，起于风；濡而弱者起于湿，洪而数者起于热，迟而涩者起于寒，滑而微者起于虚，牢而坚者起于实。在于上则由于上，在于下则发于下，在于中则发于中，结则因气，散则因忧，紧则因怒，细则因悲。风者汗而愈，湿者温而愈，热者解而愈，寒者熨而愈。虚则补之，实则泻之，气则流之，忧则宽之，怒则悦之，悲则和之，能通斯方，谓之良医。脚气之病，传于心肝，十死不治，入心则恍惚妄谬。呕吐食不入，眠不安定，左手寸口脉乍大乍小，乍有乍无者是也。入肾即腰脚俱肿，小便不通，呻吟不绝，目额皆黑色，时上冲胸腹而喘，其左尺中脉绝者是也。切宜明审矣。

论水肿生死脉证

▶▶▶

【实论】 人生百病，最难者莫出于水。水者，肾之制也，肾者，人之本也。肾气壮则水还于肾，虚则水散于皮，又三焦壅塞，荣卫闭格，血气不从，虚实交变，水随气流，故为水病。有肿于头目，与肿于腰脚，肿于四肢，肿于双目者。有因嗽而得者，有因劳而生者，有因凝滞而起者，有因虚而成者，有因五脏而出者，有因六腑而来者，类皆多种，状各不同，所以难治，由此百状，人难晓达。纵晓其端，则又人以骄恣，不循理法，冒犯禁忌，弗能备矣，故人中水疾，死者多矣。水有十名：一曰青水，二曰赤水，三曰黄水，四曰白水，五曰黑水，六曰玄水，七曰风水，八曰石水，九曰暴水，十曰气水。青水者其根起于肝，其状先从面仲，而渐行于一身。赤水者其根起于心，其状先从胸肿起。黄水者其状先从腹肿起。白水者其根起于肺，先从脚肿而上气喘嗽。黑水者其根起于肾，其状先从足趺肿。玄水者其根在胆，其状先从面肿至足者是。风水者，其根在胃，其状先从四肢肿起。石水者，其根在膀胱，其状小腹肿大是也。暴水者其状先从腹胀而四肢不肿，渐渐而肿也。气水者其根在小肠。乍来乍去，乍衰乍盛者是也，良由上下不通，关窍不利，气血痞格阴阳不调而致，其脉洪大者死，久不愈之病。令人患水气，临时发散归五脏六腑，则主为病也。消渴者因冒风冲热，饥饱失常，饮酒过重，嗜欲伤频，或服药石久而积成，使之然也。

论淋沥小便不利

【实论】　诸淋与小便不利者，五脏不通，六腑不和，三焦痞涩，荣卫耗失，冒热饮酒，过醉入房，竭散精神，劳伤血气，或因色兴而败精不出，或因迷宠而真髓多输，或惊惶不定，或忧思不宁，或饥饱过时，可奔驰不定，或隐忍大小便，寒入膀胱，或发泄久兴或暑中胞囊伤，于兹不慎，致起斯疾。状候变异者，名亦不同，则有冷、热、气、劳、膏、砂、虚、实之八种耳。冷者小便数而色白如泔也，热者小便涩而赤色如血也，气者脐腹满闷，小便不通利而痛也，劳者小便淋漓不绝，如水滴漏而不断绝也，膏者小便中出物如脂膏也，砂者脐腹隐痛小便难，其痛不可须臾忍，小便中有砂石，有大如皂角子，色泽赤或白不定，此由肾气强贪于女色，团而不泄，泄而不止，虚伤真气，邪热渐弱，结聚成砂。又如煮盐，火大水小，盐渐成石之类。八淋之中，惟此最为危矣。其脉盛大而实者可治，虚小而湿者不可治。虚者肾与膀胱俱虚，精滑梦泻，小便不禁，实者谓经络闭塞，水道不利，茎痛腿酸也。又诸淋之病与脉相从者活，反者死凶。治疗之际，亦在详酌耳。

论古今药饵得失

【实论】　古之与今，所施药饵，有得有失者，盖以其宜也。或草或木，或金或石，或单方得力，或群队获功，或金石毒而致死，或因以长生，其验不一者何也？基本实者，得宣统之性，必延其命。基本虚者，得补益之情，必长其年。虚而过泄，实而更增，千死其千，万殁其万，则决矣。有年少富盛之人，恃有学力；恣其酒欲，夸弄其术，暗使精神内损，药力扶持，忽然疾作，保能救疗。如是者岂止灾之内发，但恐药饵无功，实可叹哉！果能久明方书，熟审其宜，人药相合，效岂妄乎？假如脏不足则养其脏，腑有余则泻其腑，外实在理外，内虚则养内，上塞而引上，下塞而通下，中涩则解中，左病则治左。右病则治右，上下左右，内外虚实，各称其法，安有横夭者乎。

论三痞

【实论】 金石草木，皆可以不死，有验无验，在有志无志也。虽能久服，而又其药热壅塞而不散，或上或下，或否或涩，各有其候，如头眩目昏，面赤心悸，肢节痛前后不仁，多痰短气，惧火喜寒。又状若中风之类，是为上痞。又如肠满胀，四肢倦，行立艰，食以呕，多冒昧，减饮食或渴者，是名中痞。又如小便不利，脐下满硬，语言蹇滞，腰痛脚重，不能立，是名下痞。是宜审明情状，惧为用饵耳。

论各种疗治法宜因病而施

【实论】 夫病有宜汤，宜圆，宜散，宜下，宜吐，宜汗，宜灸，宜针，宜补，宜按摩，宜导引，宜蒸熨，宜暖洗，宜悦愉，宜和缓，宜水，宜火等之分。若非良善精博，难为取愈。庸下浅识，乱投汤丸，汗下补吐，动使交错。轻者令重，重者令死，举世皆然。盖汤可以涤荡脏腑，开通经络，调品阴阳，祛分邪恶，润泽枯朽，悦养皮肤，养气力，助困竭，莫离于汤也。丸可以逐风冷，破坚症，消积聚，进饮食，舒营卫，定开窍，缓缓然参合，无出于丸也。散者能祛风邪暑湿之气，摅寒温湿浊之毒，发散四肢之壅滞，除剪五脏之结状，关肠和胃，行脉通经，莫过于散也。下则疏豁闭塞；补则益助虚乏；灸则起阴通阳；针则行荣行卫。导引则可以逐客邪于关节，按摩则可以驱浮淫于肌肉，蒸熨避冷，暖洗生阳，悦愈爽神，和缓安气。若实而不下，使人心腹胀满，烦乱鼓肿。若虚而不补，则使人气血消散，肌肉耗亡，精神脱矣，志意昏迷。可汗而不汗，则使毛孔闭

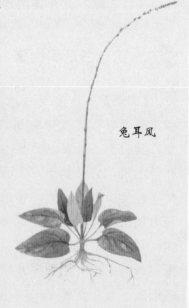

兔耳风

塞，关绝而终。合吐而不吐，则使结胸上喘，水食不入而死。当灸而不灸，则使人冷气重凝，阴毒内聚，厥气上冲，分遂不散。以致消减。当针而不针，则使人荣卫不行，经络不利。邪渐胜真，冒昧而昏。宜导引而不导引，则使人邪侵关节，固结难通。宜按摩而不按摩，则使人淫随肌肉，久留未消。宜蒸熨而不蒸熨，则使人冷气潜伏，渐成痹厥。宜暖洗而不暖洗，则使人阳气不行，阴邪相害不当下而下，则使人开肠荡胃，洞泄不禁。不当汗而汗，则令人肌肉消绝，津液枯耗。不当吐而吐，则使人心神烦乱，脏腑奔冲。不当灸而灸，则使人重伤经络，内蓄痰毒，反害于中和，致于不可救。不当针而针，则使人气血散失，机关细缩。不当导引而导引，则使人真气劳败，邪气妄行。不当按摩而按摩，则使人肌肉填胀，筋骨舒张。不当蒸熨而蒸熨，则使人阳气偏行，阴气内聚。不当暖洗而暖洗，则使人湿灼皮肤，热生肌体。不当悦愉而悦愉，则使人神失气消，精神不愉。不当和缓而和缓，则使人气停意折，健忘伤志。大凡治疗，要合其宜，脉状病候，略陈于后：凡脉不紧数，则勿发其汗。脉不疾数，不可以下。心胸不闭，尺脉微弱，不可以吐，关节不急，荣卫不壅，不可以针。阴气不盛，阳气不衰，勿灸。内无客邪，勿导引。外无淫气，勿按摩。皮肤不痹，勿蒸熨。肌肉不寒，勿暖洗。神不凝迷，勿悦愉。气不奔急，勿和缓，顺此者生，逆此者死耳。

 ## 论诊杂病必死脉候

【实论】 夫人生气健壮者，外色光华，内脉平调。五脏六腑之气消耗，则脉无所依，色无所泽，如是者百无一生。虽能饮食行立，而端然不误，不知死之逼矣。为少具大法，列之于后。

病瞪目引水，心下牢满，其脉濡而微者死。病吐衄泻血，其脉浮大者，数日死病妄言身热手足冷，其脉细微者死。病大泄不止，其脉紧大而滑者死。病头目痛，其脉滑而利，数而紧者死。病四逆者，其脉浮大而短者死。病耳无闻，其脉浮大而涩者死。病恼痛，其脉缓而大者死。左痛右痛上痛下痛者死。下痛而脉病者死。病厥逆，呼之不应，脉绝者死。患者脉宜大反小者死。肥人脉细欲绝者死。瘦人脉躁者死。人脉本滑利，而反涩者死。人脉本长，而反短者死。人尺脉上应寸口太迟者死。温病三四日未汗，脉太疾者死；温病脉细微而往来不快，胸中闭者死。温病，发热甚，脉反小者死。病甚，脉往来不调者死。温病，腹中痛，下利者死。温病汗不出，出不至足者死。热病，七八日，汗当出反不出，脉绝者死。热病七八日，不汗躁狂，口舌焦黑，脉反细弱者死。热病未汗出，而脉大盛者死。热病，汗出脉未尽，往来转大者死。病咳嗽，脉数身瘦者死。暴咳嗽，脉弦欲绝者死。病诸咳喘，脉沉而浮者死。病上气，脉数者死。病肌热，形瘦，脱肛，热不去，脉甚紧急者死，病肠澼，转筋，脉极数者死。病中风，痿厥不仁，脉紧急者死。病上喘，气急四匝，脉涩者死。病寒热，脉大者死。病金疮，血不止，脉大者死。病坠损，内伤，脉小弱者死。病伤寒，身热甚，脉反小者死。病厥逆，汗出，脉虚而缓者死。病洞泄，不下食，脉急者死。病肠澼，下白脓者死。病肠澼，下脓血，脉悬绝者死。病肠中有积聚，脉虚弱者死。病水气，脉微而小者死。病水胀如鼓，脉小涩者死。病泄注，脉浮大而滑者死。病内外俱虚，卧不得安，身冷，脉细微。呕而不食者死。病冷气上攻，脉逆而涩者死。卒病，脉坚而细微者死。热病三五日，头痛身热，食如故，脉直而疾者，八日死。久病，脉实者死。又虚缓、虚微、滑弦者死。卒病，脉弦而数者死。凡此凶脉，十死十，百死百，不可治也。

 ## 论察声色形证决死法

【实论】 凡人五脏六腑，营卫关窍，宜平生气血顺度循环无终，是为不病之本。若有缺则祸必来矣。要在临病之时，存神内想，息气内观，心不妄视，着意精察，方能通神明，探幽微，断死决生，千无一误。死之征兆，具之于后：

黑色，起于耳目鼻上，渐入于口者死。赤色，见于耳目额者，五日死。黑白色，入口鼻目中者，五日死。黑或如马肝色，望之如青，近则如黑者死。张口如鱼，出气不反者死。循摸衣缝者死。妄语错乱，及不能语者死，热病即不死。尸臭不可近者死。面目直视者死。肩息者一日死。面青，人中反者，三日死。面无光，牙齿黑者死。面青目黑者死。面白目黑者，十日死。面青目黄者，五日死。齿忽黑色者，三十日死。发直者，十五日死。遗尿不觉者，五六日死。唇口乍干黑者死。爪中青黑者死。头目久痛，卒视不明者死。舌卷卵缩者死。面黑直视者死。面青目白者死。面色黑，胁满，不能反侧者死。面色苍黑，卒肿者死。掌肿无纹，脐肿出，囊茎俱肿者死。发眉如冲起者死。手足爪甲、肉，黑色者死。汗出不流者死。

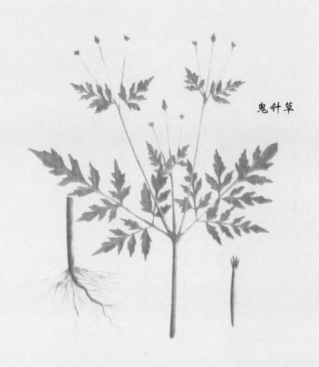

鬼针草

常见病国医灵方

感 冒

一柴胡饮

【来源】 《景岳全书》卷五十一。

【主治】 外感四时不正之气，或发热，或寒热，或妇人热入血室，或产后冒风，以致寒热如疟，但外有邪而内兼火。

【组成】 柴胡6克，黄芩5克，芍药6克，生地黄5克，陈皮5克，甘草（炙）2克。

【用法】 水煎，分2次温服。

【加减】 内热甚，加连翘6克；外邪甚，加防风3克；邪结在胸痞满者，去生地黄，加枳实6克；热结阳明而渴者，轻加花粉或葛根6克，重加知母、石膏。

荆防败毒散

【来源】 《摄生众妙方》卷八。

【功用】 疏风解表，败毒消肿。

【主治】 风寒感冒初起，恶寒发热，头疼身痛，苔白，脉浮者；疮肿初起，见表寒证。

【组成】 羌活、独活、柴胡、前胡、枳壳、茯苓、防风、荆芥、桔梗、川芎各4.5克，甘草（炙）1.5克。

【用法】 上药用水300毫升，煎至240毫升，温服。

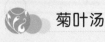

菊叶汤

【来源】　《宣明论方》卷三。

【异名】　菊花散（《证治准绳·类方》卷五）。

【主治】　外感风邪，头目昏眩，呕吐，面目水肿。

【组成】　菊花（去梗）、羌活、独活、旋覆花、牛蒡子、甘草（炙）各等份。

【用法】　上药共研为细末。每服 6 克，以水 150 毫升，加生姜 3 片，同煎至 100 毫升，去滓温服。

防风冲和汤

【来源】　《医学入门》卷四。

【主治】　伤风有汗，脉浮缓。

【组成】　防风、白术、生地黄各 4.5 克，羌活、黄芩、白芷、甘草（炙）各 3 克，川芎 1.5 克。

【用法】　水煎，温服。

【加减】　汗未止，加黄芪、芍药。

百解散

【来源】　《活幼心书》卷下。

【主治】　小儿外感风寒，鼻流清涕，头痛发热，昼轻夜重。

【组成】　干葛 75 克，升麻、赤芍药各 60 克，黄芩 30 克，麻黄 22.5 克，薄桂（去粗皮）7.5 克，甘草（炙）45 克。

【用法】　上药咀。每服 6 克，用水 150 毫升，加生姜 3 片，葱 1 根，煎至 100 毫升，温服。

【加减】　风热盛者，加薄荷。

通气防风汤

【来源】 《内外伤辨》卷中。

【主治】 风热外乘，肺气郁甚，肩背痛，汗出，小便次数多而量少。

【组成】 防风、羌活、陈皮、人参、甘草（炙）各1.5克，藁本、青皮各0.9克，白豆蔻、黄柏各0.6克，升麻、柴胡、黄芪各3克。

【用法】 上咀，都作1服。用水300毫升，煎至150毫升，空腹时去滓温服。

【禁忌】 如面白脱色，气短者，不可服。

防风散

【来源】 《太平圣惠方》卷二十。

【主治】 外感风热，头痛掣动。

【组成】 防风（去芦头）30克，川升麻30克，黄芩30克，赤芍药30克，蔓荆子30克，石膏30克，葛根（锉）30克，甘草（炙微赤，锉）15克。

【用法】 上药捣粗为散。每服12克，以水170毫升，煎至100毫升，去滓，入淡竹沥30毫升，再煎一二沸，温服，不拘时候。

冲和散

【来源】 《百一选方》卷七。

【异名】 苍荆散（《医学入门》卷八）。

【主治】 外感风寒挟湿，身体沉重，肢节酸痛，项背拘急，头目不清，鼻塞声重，哈欠泪出，气壅上盛，咽渴不利，胸膈凝滞，饮食不入。

【组成】 苍术1.8千克，荆芥穗900克，甘草（炙）375克。

【用法】 上药共研为粗末。每服9克，用水230毫升，煎至180毫升，去滓热服，不拘时候；药滓再煎。

华佗养生秘方

柴胡半夏汤

【来源】 《医学入门》卷四。

【主治】 伤风发热恶寒，头痛无汗而咳嗽，或胁热自痢；兼治一切痰症，状似伤寒。

【组成】 柴胡、半夏各3克，黄芩、白术、陈皮、麦冬各3克，甘草（炙）1.5克，姜3片，大枣2枚。

【用法】 水煎，温服。

【加减】 小便不利，加茯苓；冬月无汗，加麻黄；三时无汗，加苏叶；冬月有汗，加桂枝；三时有汗，加防风；咽喉痛，加桔梗；喘咳，去白术，加杏仁、桑白皮；酒热，加黄连；食积，加山楂、神曲；痰伏胁下作痛，加白芥子；痰甚喉中如牵锯，加竹沥、姜汁；痰稠如胶，加金沸草、前胡；胸膈痞闷，加枳壳。

四柴胡饮

【来源】 《景岳全书》卷五十一。

【功用】 扶正解表。

【主治】 元气不足，或忍饥劳倦，而外感风寒；或六脉紧数微细，正不胜邪。

【组成】 柴胡3～9克，甘草（炙）3克，生姜3～7片，当归6～9克（泻者少用），人参6～9克或15～21克。

【用法】 用水400毫升，煎至200毫升，温服。

【加减】 胸膈滞闷者，加陈皮3克。

羌活胜湿汤

【来源】 《内外伤辨》卷中。

【异名】 通气防风汤（《医学发明》卷五）。

华佗养生秘方

【功用】　祛风胜湿。

【主治】　风湿在表，头痛项强，腰背重痛，一身尽痛，难以转侧，恶寒发热，脉浮。

【组成】　羌活、独活各3克，藁本、防风、甘草（炙）、川芎各1.5克，蔓荆子0.9克。

【用法】　上药咀，作一服。用水300毫升，煎至150毫升，去滓，饭后温服。

【加减】　如经中有寒湿，身重，腰沉，加酒洗汉防己1.5克；轻者，加附子1.5克；重者，加川乌1.5克。

【附注】　方中羌活、独活治风湿，利关节；防风、藁本祛风除湿，发汗止痛；川芎活血，祛风止痛；蔓荆子治头风疼痛；甘草（炙）调和诸药。合用具有祛风胜湿之效。

正柴胡饮

【来源】　《景岳全书》卷五十一。

【功用】　平散风寒。

【主治】　外感风寒，发热恶寒，头疼身痛，阌疟初起。

【组成】　柴胡3～9克，防风3克，陈皮4.5克，芍药6克，甘草（炙）3克，生姜3～5片。

【用法】　用水300毫升，煎至200毫升，热服。

【加减】　如头疼者，加川芎3克；热而兼渴者，加葛根3～6克；呕恶者，加半夏4.5克；湿胜者，加苍术3克；胸腹有微滞者，加厚朴3克；寒气胜而邪不易解者，加麻黄3～9克，去浮沫服之，或加苏叶亦可。

柴陈煎

【来源】　《景岳全书》卷五十一。

【功用】　解表发汗，化痰止咳。

【主治】　伤风兼寒，咳嗽发热，痞满多痰者。

【组成】　柴胡 6～9 克，陈皮 4.5 克，半夏 6 克，茯苓 6 克，甘草（炙）3 克，生姜 3～7 片。

【用法】　用水 220 毫升，煎至 160 毫升，空腹时温服。

【加减】　如寒盛者，加细辛 2.1～2.4 克；如风盛气滞者，加苏叶 4.5 克；如冬月寒甚，加麻黄 4.5 克；气逆多嗽者，加杏仁 3 克；痞满气滞者，加白芥子 1.5～2.1 克。

武侯行军散

【来源】　《良朋汇集》卷五。

【异名】　行军散（《行军方便便方》卷中）。

【主治】　感冒风寒，未过 3 日者。

【组成】　麻黄 270 克，川芎、白芷、苏叶、石膏、甘草（炙）各 30 克，绿豆粉 60 克。

【用法】　上药共研为细末。每服 3 克，用无根水调服。

【禁忌】　孕妇勿服。

双解散

【来源】　《宣明论方》卷六。

【功用】　疏风解表，通便泻热。

【主治】　风寒暑湿、饥饱劳疫、内外诸邪所致恶寒发热。或小儿生疮疹，透发不快，有汗或无汗，大便干结，小便短赤。

【组成】　益元散 210 克，防风通圣散 210 克。

【用法】　上药和匀。每服 9 克，用水 220 毫升，入葱白 15 厘米，盐豉 50 粒，生姜 3 片，煎至 150 毫升，温服。

川芎散

【来源】　《古今医统》卷六十二引《医林》。

【主治】　伤寒鼻塞。

【组成】　苍术（米泔浸）150克，藁本、白芷、细辛、羌活、川芎、甘草（炙）各30克。

【用法】　上药咀。每服9克，用水150毫升，加生姜3片，葱白10克，煎取100毫升，温服。

急风散

【来源】　《太平惠民和剂局方》卷一。

【主治】　偏正头痛，夹脑风，太阳穴痛。坐卧不安；小儿伤风，鼻塞流涕。

【组成】　生川乌（炮，去皮、脐）、辰砂（研，飞）各60克，生南星（洗，去皮）120克。

【用法】　上药共研为细末。用酒调敷于痛处。小儿伤风，用酒调涂囟门上。

金沸草散

【来源】　《博济方》卷一。

【主治】　外感风寒，恶寒发热，头目昏痛，颈项强急，肢体烦疼，胸膈满闷，咳嗽喘满，痰涎不利，涕唾稠黏。

【组成】　荆芥穗120克，旋覆花90克，前胡90克，半夏30克（洗净，姜汁浸），赤芍药30克，麻黄（去节）90克，甘草（炙）30克。

【用法】　上药共研同为细末。每服6克，用水150毫升，入生姜、大枣，同煎至90毫升，热服。如汗出，再服3服。有寒气则出汗，如风盛则解利。

香薷丸

【来源】　《太平惠民和剂局方》卷二。

【主治】　伤暑伏热，躁渴瞀闷，头目昏眩，胸膈烦满，呕哕恶心，口苦舌干，肢体困倦。不思饮食，或发霍乱，吐痢转筋。

【组成】　香薷（去土）、紫苏（用茎叶，去粗梗）、干木瓜各30克，丁香、茯神（去木）、檀香（锉）、藿香叶、甘草（炙）各15克。

【用法】　上药共研为细末，炼蜜和丸，每克作1丸。每服1～2丸，细嚼；温汤或新汲水服下。小儿服半丸，不拘时候。

 香薷汤　▶▶▶

【来源】　《太平惠民和剂局方》卷二。

【主治】　感受暑湿，饮食不节，脾胃不和，憎寒壮热，身体疼痛，胸膈满闷，霍乱呕吐。

【组成】　白扁豆（炒）、茯神、厚朴（去粗皮，锉，姜汁炒）各30克，香薷（去土）60克，甘草（炙）15克。

【用法】　上药共研为细末。每服6克，沸汤送服，不拘时候。

 香葛汤　▶▶▶

【来源】　《世医得效方》卷一。

【主治】　四时感冒不正之气，头痛身疼，项强寒热，呕恶痰嗽，腹痛泄泻。

【组成】　紫苏（去根）、白芍药、香附子（炒去毛）、川升麻、白干葛根、薄陈皮各30克，白芷、大川芎各15克，苍术（米泔浸，切，炒黄色）30克，大甘草（炙）15克。

【用法】　上药锉散。每服15克，用水225毫升，加生姜3片，水煎，热服，不拘时候。

 三柴胡饮　▶▶▶

【来源】　《景岳全书》卷五十一。

【主治】 素禀阴分不足，或肝经血少而偶感风寒；或感邪不深，可兼补而散；或病后、产后感冒，宜用解散而因血气虚弱不能外达。

【组成】 柴胡6～9克，芍药4.5克，甘草（炙）3克，陈皮3克，生姜3～5片，当归6克（溏泄者，易以熟地黄代之）。

【用法】 上药用水300毫升，煎至240毫升，温服。

【加减】 如微寒咳呕者，加半夏3～6克。

香散

【来源】 《百一选方》卷七。

【功用】 发散表邪。

【主治】 伤风感寒，头痛恶寒，胸脘痞闷，脉浮者。

【组成】 香附子（去毛，炒）180克，藁本（去芦）120克，川芎（锉）、陈皮（去白）各60克，甘草（炙）45克。

【用法】 上药共研为细末。每服9克，用水150毫升，加生姜3片，煎至100毫升，温服，不拘时候。

香苏散

【来源】 《太平惠民和剂局方》卷二。

【功用】 理气解表。

【主治】 外感风寒，内有气滞，形寒身热，头痛无汗，胸脘痞闷，不思饮食，舌苔薄白。

【组成】 香附子（炒香，去毛）、紫苏叶各120克，甘草（炙）30克，陈皮（不去白）60克。

【用法】 上为粗末。每服9克，用水150毫升，煎100毫升，去滓热服，不拘时候，每日3次。若作细末，每日只服6克，入盐点服。

【禁忌】 用药期间，戒食荤、腥、酒、肉。

【附注】 方中紫苏叶辛温解表，温中行气；香附、陈皮理气畅中；甘草（炙）调和诸药。合用共奏理气解表之功。方中紫苏、香附有安胎作用，故妊娠感冒，用之亦颇适合。

八物汤

【来源】　《三因极一病证方论》卷四。

【异名】　八物散（《医学入门》卷四）。

【主治】　厥阴伤风，恶风体倦，自汗，小腹急痛，寒热如疟，骨节烦疼，其脉尺寸俱微而迟者。

【组成】　桂心、当归、川芎、前胡、防风各 22.5 克，芍药 45 克，甘草（炙）、茯苓各 15 克。

【用法】　上药咀。每服 12 克，用水 220 毫升，加生姜 5 片。大枣 3 个，煎取 180 毫升，去滓，空腹时服。

香苏散

【来源】　《世医得效方》卷一。

【主治】　伤寒、伤风、伤湿、伤食。

【组成】　香附子（炒去毛）150 克、紫苏（去根）75 克，陈皮 60 克，甘草（炙）60 克，苍术（切片，米泔浸，炒黄）60 克。

【用法】　上药锉散。每服 12 克，用水 225 毫升，加生姜 3 片，葱白 2 根煎，不拘时候服。得汗为妙。

【加减】　头痛，加川芎、白芷、细辛、荆芥穗各 1.5 克；咳嗽声重，痰多涕稠，加半夏、桔梗、乌梅各 1.5 克，桑白皮 2.1 厘米；心疼，加石菖蒲、半夏各 1.5 克；泄泻，加木香、藿香 1.5 克。

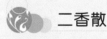
二香散

【来源】　《世医得效方》卷一。

【主治】　感冒风寒暑湿，呕恶泻痢，腹痛；瘴气，及饮冷当风，头疼身热，伤食不化。

【组成】 紫苏、陈皮、苍术各 30 克，香薷（去根）60 克，香附子 75 克（炒去毛），厚朴（去粗皮，姜汁拌炒）、甘草（炙）、扁豆各 30 克。

【用法】 上药锉散。每服 12 克，用水 220 毫升，加生姜 3 片，木瓜 2 片，葱白 2 根同煎，热服。外感肿满，以此方多加车前子、木瓜煎服。

咳 嗽

 ### 杏仁萝卜子丸

【来源】 《丹溪心法》卷二。

【功用】 宣肺降气，化痰止嗽。

【主治】 气壅痰盛，咳嗽气喘。

【组成】 杏仁（去皮、尖）、萝卜各 15 克。

【用法】 上药共研为末，以粥调和丸服用。

【附注】 本方在原书中无方名，现据《景岳全书》卷五十四补。

 ### 含奇丸

【来源】 《医学入门》卷七。

【主治】 痰热壅肺，喘嗽不止。

【组成】 葶苈、知母、贝母各 30 克。

【用法】 上药共研为末，枣肉、砂糖捣和为丸，如弹子大。每用 1 丸含之，徐徐咽下。

 ### 诃子饮

【来源】 《重订严氏济生方》。

【功用】 敛肺止咳。

【主治】 久咳，语声不出者。

【组成】 诃子（去核）30克，杏仁（泡，去皮、尖）30克，通草7.5克。

【用法】 上药咀。每服12克，用水225毫升，加煨生姜（切）5片，煎至180毫升，去滓，食后温服。

 皂荚丸

【来源】 《金匮要略》卷上。

【异名】 皂角丸（《医方集解》）。

【主治】 痰浊壅肺，咳逆上气，时时吐浊，但坐不得眠。

【组成】 皂荚（刮去皮，酥炙）112克。

【用法】 上一味，研末，以蜜调和为丸，如梧桐子大。以枣膏和汤服3丸，白天3次夜里1次服用。

 补肺汤

【来源】 《云岐子保命集》卷下。

【功用】 补肺益肾，清火化痰。

【主治】 劳嗽。肺肾两虚，日晡发热，自汗盗汗，痰多喘逆；虚劳短气自汗，时寒时热，易于感冒，舌色淡，脉软无力者。

【组成】 桑白皮、熟地黄各60克，人参、紫菀、黄芪、五味子各30克。

【用法】 上药共研为末。每服9克，水煎，入蜜少许，饭后服。

 纳气丸

【来源】 《张氏医通》卷十六。

【主治】 脾肾两虚，血热咳嗽，倦怠少食。

【组成】 熟地黄 240 克，山茱萸肉、干山药（微焙）各 120 克，牡丹皮、白茯苓（去皮）、白泽泻（去毛）各 90 克，沉香 30 克，砂仁 60 克。

【用法】 上药共研为细末，炼蜜为丸，如梧桐子大。每服 50～70 丸，空腹时用淡盐汤送服，睡前用温酒送下；如泄泻少食者，用干山药末调糊代蜜为丸。

法制竹沥丸

【来源】 《古今医统》卷四十三。

【功用】 清热降火，化痰止嗽。

【主治】 痰火劳嗽，呕恶不欲食。

【组成】 陈皮（去白）、白术（炒）、白茯苓各 90 克，甘草（炙）、半夏曲、贝母、枳壳、神曲（炒）、桔梗、黄芩各 90 克，玄明粉 30 克，香附子（制）30 克。

【用法】 上药共研为粗末，以竹沥 250 毫升，入姜汁、酒各 80 毫升和匀，拌诸药，日中晒干，仍依法入竹沥、姜汁，拌晒 7 次为度；磨罗为细末，滴水为丸，如绿豆大。食后或临卧时白汤送下 80 丸，3 日便见效验。久病者 7 日效，疲者 1 月痊愈。

油滚丸

【来源】 《小儿卫生总微论》卷十四。

【主治】 小儿痰盛咳嗽。

【组成】 五灵脂末 3 克，雷丸末 3 克，巴豆（去皮、膜，取霜）30 个。

【用法】 上药共研为细末，滴水为丸，如芥子大。每服 3～5 丸，以水送下，临卧时服。

知母汤

【来源】 《外台秘要》卷二引《延年秘录》。

【主治】 伤寒骨节疼痛，头痛，眼睛疼，咳嗽。

【组成】 知母6克，贝母9克，干葛根9克，芍药9克，石膏（碎，裹）12克，黄芩9克，杏仁（去皮、尖、双仁）3克，栀子仁（擘）9克。

【用法】 上药八味，切碎。以水700毫升，煮取300毫升，去滓，分为3服。约1小时后服1次。

【禁忌】 服药期间，忌食蒜、面7日。

和解散

【来源】 《太平惠民和剂局方》卷二。

【主治】 四时伤寒头痛，憎寒壮热，烦躁自汗，咳嗽吐痢。

【组成】 厚朴（去粗皮、姜汁炙）、陈皮（洗）各120克，藁本、桔梗、甘草（炙）各250克，苍术（去皮）500克。

【用法】 上药共研为粗末。每服9克，用水225毫升，加生姜3片，大枣2枚，煎至160毫升，不拘时热服。

金水六君煎

【来源】 《景岳全书》卷五十一。

【功用】 养阴化痰。

【主治】 肺肾虚寒，水泛为痰，或年迈阴虚，血气不足，外受风寒，咳嗽恶心，喘逆多痰。

【组成】 当归6克，熟地黄9～15克，陈皮4.5克，半夏6克，茯苓6克，甘草（炙）3克。

【用法】 用水400毫升，加生姜3～7片，煎至280～320毫升，空腹时温服。

【加减】　如大便不实而多湿者，去当归，加山药；如痰盛气滞，胸胁不快者，加白芥子 2.1～2.8 克；如阴寒盛而嗽不愈者，加细辛 1.5～2.1 克；如兼表邪寒热者，加柴胡 3～6 克。

 ## 滴油散

【来源】　《医说》卷四引《类编》。

【异名】　黛蛤散（《中药成方配本》）。

【主治】　痰咳，终夜不寐，面浮如盘。

【组成】　真蚌粉、青黛各等份。

【用法】　将蚌粉于新瓦上炒令通红，放地上去火毒，拌青黛少许，以淡齑水搅匀，滴麻油数滴口服。

【附注】　本方在原书中无方名，现据《世医得效方》卷五补。

 ## 蜜酥煎

【来源】　《外台秘要》卷十。

【功用】　降气止咳，润肺补虚。

【主治】　咳嗽上气，胸痛。

【组成】　杏仁 420 克，白蜜 200 毫升，牛酥 400 毫升。

【用法】　上三味，先将杏仁放瓷盆中捣碎，研取汁 1 升；放净器中慢火煎至 600 毫升，入白蜜及牛酥，再煎至 600 毫升即成，瓷器收贮。每以暖酒服 10～15 毫升，每日 3 次；不能饮酒者，和粥服亦可。

 ## 清肺滋阴散

【来源】　《古今医鉴》卷七。

【功用】　清肺滋阴。

【主治】 酒色太过，真阴耗损，虚火灼肺，咳嗽咽疮，咽喉溃烂肿痛。

【组成】 川芎（酒洗）3克，白芍（炒）4.5克，生地黄6克，白术（炒）3克，陈皮3克，白茯苓2.4克，黄柏（蜜炒）3克，知母3克，贝母（去心）3克，紫菀2.4克，五味子1.8克，款冬花2.4克，麦冬3克，地骨皮3克，黄连（炒）1.5克，远志［甘草（炙）汤泡］2.4克，酸枣仁（炒）1.8克，甘草（炙）1.2克。

【用法】 上药锉碎。加生姜1片，竹沥15毫升，以水煎服。

【加减】 心下怔忡，夜卧不寐，加人参2.4克；心烦躁乱，加枳实1.8克，竹茹1.8克；如痰涎壅盛，加瓜蒌仁1.8克，天花粉3克；咽喉有疮，用通隘散吹之。

润燥泻肺汤

【来源】 《医醇剩义》卷二。

【功用】 养阴清肺。

【主治】 肺火伤阴，咳而微喘，烦渴欲饮，鼻端微红，肌肤作痒。

【组成】 玉竹12克，瓜蒌皮9克，桑皮9克，沙参12克，麦冬6克，黄芩3克，贝母6克，杏仁9克，薏苡仁12克。

【用法】 以水煎服，梨汁100毫升冲服。

清宁膏

【来源】 《医级》卷八。

【主治】 肺受火刑，咳嗽，声音嘶哑。

【组成】 天冬240克，麦冬、杏仁、半夏（制）、贝母各120克，桔梗、甘草（炙）、诃子、北沙参各120克，桑皮、牛蒡子各60克。

【用法】 水煎2次，去滓，再熬至250毫升，入葛粉120克，白蜜500克搅匀，煮1日成膏。频服20～30毫升。

润肺丸

【来源】 《证治准绳·类方》卷二引《医学统旨》。

【功用】 生津润肺，化痰止嗽。

【主治】 嗽而失声。

【组成】 诃子、五味子、五倍子、甘草（炙）各等份。

【用法】 上药共研为末，炼蜜为丸。含化。

【加减】 久嗽，加罂粟壳。

【附注】 《医学入门》卷七载本方有黄芩。

 ## 栝楼煎

【来源】 《太平圣惠方》卷八十三。

【主治】 小儿咳嗽不止，心神烦闷。

【组成】 栝楼 1 颗（熟者，去仁，以童便 200 毫升相和，研，绞取汁），牛酥 30 毫升，甘草（生，研为末）7.5 克，蜂蜜 90 毫升。

【用法】 上药入银锅中，慢火煎如稀汤。每服以清粥饮调下 5 克。每日 5 服。视小儿年龄以行药量加减。

 ## 桂苓白术丸

【来源】 《宣明论方》卷九。

【功用】 消痰止咳，散痞开结，健脾利水。

【主治】 痰饮咳嗽，胸腹痞满，水肿腹胀，呕吐泄泻。

【组成】 拣桂、干生姜各 30 克，茯苓（去皮）、半夏各 30 克，白术、陈皮（去白）、泽泻各 15 克。

【用法】 上药共研为末，面糊调和为丸，如小豆大。每服 20～30 丸，用生姜煎汤送下，每日 3 服。病在膈上，食后；在下，食前；在中，不拘时候。

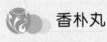

香朴丸

【来源】　《鸡峰普济方》卷十一。

【主治】　肺胃虚寒，久冷不除，动作咳喘，痰液清稀，中脘气痞，气道不利，饮食进退，肌肉不泽，多倦乏力，恶怕风寒，鼻中清涕。

【组成】　厚朴、生姜各500克，大枣100枚，半夏250克，陈皮60克，人参、白术、白茯苓各60克。

【用法】　上药，先以前五味，用水4升，煮尽水，如枣先软，即去皮、核，余直至水尽漉出焙干，入后三味，共研为细末，以枣肉和杵烂，丸如梧桐子大。每服3～5丸，米饮送下。

参姜饮

【来源】　《景岳全书》卷五十一。

【主治】　脾肺胃气虚寒，呕吐，咳嗽气短；小儿吐乳。

【组成】　人参9～15克（或加倍），甘草（炙）1～1.5克，干姜（炮）1.5克（或3～6克，或用煨生姜3～5片）。

【用法】　上药以水300毫升，煎至210～240毫升，徐徐服之。

降气汤

【来源】　《太平惠民和剂局方》卷三。

【主治】　虚阳上攻，气不升降，上盛下虚，膈壅痰实，咳嗽喘满，咽干不利，头目昏眩，腰脚无力，四肢倦怠，风湿脚气。

【组成】　前胡、五加皮（姜汁涂炙）、厚朴（姜浸一夜，炒）、黄芪（去芦）、当归、紫苏子（微炒）、甘草（炙）、肉桂（不见火）、陈皮（去白）、半夏曲（炙）各30克，干姜（炮）、人参、附子（炮，去尖）、羌活、桔梗（炒）各15克。

【用法】　上药共研为粗末。每服9克，用水220毫升，入紫苏3叶，

华佗养生秘方

生姜 3 片，大枣 1 枚，煎至 160 毫升，去滓，饭后服。

 泽漆汤

【来源】 《金匮要略》卷上。

【主治】 水饮内停，咳而脉沉者。

【组成】 半夏 10 克，紫参 10 克（一作紫菀），泽漆 6 克（以东流水 2 升，煮取 800 毫升），生姜 6 克，白前 10 克，甘草（炙）、黄芩、人参、桂枝各 6 克。

【用法】 上药咀。纳泽漆汁中，煮取 400 毫升，温服 100 毫升，至夜服尽。

 呕 吐

 化逆汤

【来源】 《医醇剩义》卷一。

【主治】 暑月受邪，郁于中焦，上吐下泻，手足厥冷，筋脉抽搐。

【组成】 黄连 1.8 克，吴茱萸 0.9 克，厚朴 3 克，青皮 3 克，藿香 4.5 克，木瓜 3 克，木香 1.5 克，白蔻 1.8 克，独活 3 克，乌药 3 克，蒺藜 12 克，茯苓 6 克。

【用法】 上药以水煎服。

 藿香安胃散

【来源】 《脾胃论》卷下。

【异名】 藿香安胃汤（《古今医统》卷二十四）。

【主治】 脾胃虚弱，食欲不振，食即呕吐。

【组成】　藿香、丁香、人参各 7.5 克，橘红 15 克。

【用法】　上药，共研为细末。每服 6 克，水 350 毫升，加生姜 1 片，同煎至 250 毫升，空腹时和滓冷服。

陈皮汤

【来源】　《金匮要略》卷中。

【异名】　生姜陈皮汤（《类证活人书》卷十六）、小陈皮汤（《医方类聚》卷五十七引《伤寒指掌图》）。

【功用】　行滞，止呕。

【主治】　干呕哕，手足厥冷者。

【组成】　陈皮 6 克，生姜 12 克。

【用法】　上药以水 700 毫升，煮取 300 毫升，温服 100 毫升。下咽即愈。

丁夏汤

【来源】　《医学入门》卷七。

【主治】　脾胃虚寒，停痰留饮，哕逆呕吐。

【组成】　丁香、半夏各 9 克。

【用法】　上药加生姜同煎，温服。

丁香散

【来源】　《三因极一病证方论》卷十一。

【主治】　胃寒哕逆。

【组成】　丁香、柿蒂各 3 克，甘草（炙）、良姜各 1.5 克。

【用法】　上药共研为细末。每服 6 克，用热汤调，趁热服，不拘时候。

槟榔散

【来源】 《外台秘要》卷六引《广济方》。

【主治】 呕吐酸水，每食则变作酸水吐出。

【组成】 槟榔 60 克，人参 22.5 克，茯苓 30 克，陈皮 22.5 克，荜茇 2.5 克。

【用法】 上五味，捣筛为散。取生姜 75 克，连皮捣，绞取汁，加温，入药末 3 克搅拌，顿服之，每日 1 服；渐加药至 4.5 克。下痢多则减量，以微利为度。

【禁忌】 服药期间，忌食发物、生冷、油腻、猪、鱼等。

 丁附汤

【来源】 《秘传证治要诀类方》卷一。

【主治】 中脘停寒，食物入口即吐，饮食喜热者。

【组成】 人参、白术、甘草（炙）、干姜（炮）、青皮、陈皮、丁香、附子各等份。

【用法】 上药每服 9 克，用水 220 毫升，煎至 150 毫升，空腹时稍热服。

 黑丸子

【来源】 《重订严氏济生方》。

【功用】 消食去积。

【主治】 中脘有宿食，反酸恶心，口吐清水，噫宿腐气，或心腹疼痛，中虚积聚，飧泄，赤白痢下。

【组成】 乌梅肉 7 个，百草霜 22 克，杏仁（去皮、尖，研）3～7 枚，巴豆（去壳并油）2 枚，半夏（汤泡 7 次）9 枚，缩砂仁 3～7 枚。

【用法】 上药共研为细末，和匀，用薄糊为丸，如黍米大。每次服

15 丸，加至 20 丸，用熟水或姜汤送下。

 青木香丸

【来源】 《太平惠民和剂局方》卷三。

【功用】 行气破滞，祛痰逐水。

【组成】 补骨脂（炒香）、荜澄茄、槟榔（酸粟米饭裹，湿纸包，火中煨，令纸焦，去饭）各 1.2 千克，黑牵牛（炒香，捣末）7.32 千克，木香 600 克。

【用法】 上药共研为细末，入牵牛末拌匀，渐入清水搅和作丸，丸如绿豆大。每服 20 丸，茶、汤、熟水任下，食后服。每酒食后可服 5～7 丸。

 青橘散

【来源】 《圣济总录》卷六十三。

【功用】 和胃气。

【主治】 干呕。

【组成】 青陈皮（汤浸，去白）、甘草（炙，锉）各 30 克，木香 15 克，白芷 7.5 克，枳壳（去瓤，麸炒）、桂枝（去粗皮）各 15 克。

【用法】 上六味，先将甘草（炙）炒微黄色，后入诸药同炒褐色，捣罗为末。每服 3 克，入盐沸汤服。

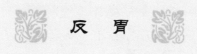

反 胃

 丁香煮散

【来源】 《太平惠民和剂局方》卷三。

华佗养生秘方

【主治】 脾脏伏冷，胃脘受寒，胸膈痞闷，心腹刺痛，痰逆恶心，咳嗽中满，脏腑虚滑，饮食减少，反胃吐逆，四肢冰冷。

【组成】 丁香（不见火）、红豆（去皮）、青皮（去白）、甘草（炙）、川乌（炮，去皮、脐）、陈皮（去白）、干姜（炮）、良姜（炮、去芦头）各 120 克，益智仁（去皮）165 克，胡椒 60 克。

【用法】 上药共锉为粗散。每服 6 克，用水 150 毫升，加生姜 3 片，盐 1 捻，煎至 100 毫升。空腹时稍热服。滓再煎。病退即止。

螺泥丸

【来源】 《普济方》卷三十六引《经验良方》。

【主治】 积热，反胃，呕噎。

【组成】 田螺不拘多少。

【用法】 将田螺放入洗净瓷盆中，用水养之，令吐出泥，用米筛张灰于地上，将绵纸铺于灰上，去已养田螺，令泥水出，澄清，撇去上面清水，却将泥倾于纸上，候泥干调丸，梧桐子大。每服 30 丸，藿香汤下，立愈。

【附注】 螺性至凉，泥性至冷，故可用之清胃。吞以藿香汤，假其辛劳开胃而已。

二汁饮

【来源】 《景岳全书》卷五十四。

【主治】 反胃。

【组成】 甘蔗汁 500 毫升，姜汁 250 毫升。

【用法】 二味和匀。每次温服 250 毫升，每日 3 次。

丁沉丸

【来源】 《太平惠民和剂局方》卷三。

【主治】　脾胃寒气上逆心腹，胁肋胀满刺痛，胸膈噎塞，痰逆恶心，噫气吞酸，不思饮食，呕吐不止，及反胃嗝气，宿食留饮，心痛霍乱；妇人血气心腹疼痛。

【组成】　甘草（炙）、青皮（去瓤，锉，炒）、丁香、白豆蔻仁、沉香、木香、槟榔、肉豆蔻仁各150克，白术（锉，微炒）1.2千克，人参（去芦）、茯苓（去皮）、诃子（煨，取皮）各300克，肉桂（去粗皮）、干姜（炮裂）各75克，麝香（别研）30克。

【用法】　上药共研为细末，入麝香令匀，炼蜜和丸，如酸枣大。每服1丸，细嚼，炒生姜、盐汤送下；温酒亦可。空腹时服。

养血助胃丸

【来源】　《古今医鉴》卷五。

【功用】　养元气，健脾胃，生血脉，调荣卫。

【主治】　呕吐反胃愈后，气血两虚。

【组成】　当归（酒洗）30克，川芎30克，白芍（盐、酒炒）36克，熟地黄（姜汁浸，炒）24克，人参15克，白术（土炒）40克，白茯苓18克，甘草（炙）9克，山药（炒）30克，莲子肉（去皮、心）30克，扁豆（姜汁炒）18克。

【用法】　上药共研为细末，打姜汁、神曲糊为丸，如梧桐子大。每服60～70丸，空腹时用白滚水送下。

济急散

【来源】　《圣济总录》卷六十三。

【功用】　温中祛寒，化痰止呕。

【主治】　脾胃虚寒，痰饮留滞，呕吐不止。

【组成】　丁香49枚，附子1枚（切下盖，取出肉，纳丁香在内）。

【用法】　上药二味，用生姜汁略浸，同入瓷瓶中，重汤煮之令干，捣为细末，过筛。每服3克，含化咽津。

韭汁牛乳饮

【来源】 《丹溪心法》卷二。

【主治】 胃脘有死血，干燥枯槁，食下作痛，反胃便秘。

【组成】 韭菜汁 60 毫升，牛乳 60 毫升。

【用法】 上药加生姜汁 10 毫升，和匀温服。

 ## 茯苓泽泻汤

【来源】 《金匮要略》卷中。

【主治】 反胃，吐而渴欲饮不者。

【组成】 茯苓 25 克，泽泻 2 克，桂枝 6 克，白术 9 克，生姜 12 克。

【用法】 上药以水 1 升，煮取 300 毫升，纳泽泻，再煮取 300 毫升，温服 100 毫升，每日 3 次。

 # 便 秘

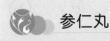 ## 参仁丸

【来源】 《医学入门》卷七。

【主治】 气壅风盛，大便秘结后重，疼痛烦闷。

【组成】 麻子仁、大黄各 90 克，当归身 30 克，人参 23 克。

【用法】 上药共研为末，以蜜调和为丸，如梧桐子大。每次 30 丸，空腹时用熟水送下。

 ## 三仁粥

【来源】 《医级》卷八。

【主治】 脾肺燥涩，便难瘙痒。

【组成】 柏子仁、松子仁、甜杏仁各等份。

【用法】 上药加糯米，煮粥食之。

【附注】 本方原名"二仁粥"，现据其组成改。

当归丸

【来源】 《痘疹世医心法》卷十二。

【主治】 热入血分，大便秘结，三五日不通者。

【组成】 当归 15 克，黄连 4.5 克（炒），大黄 7.5 克，甘草（炙）3 克，紫草 9 克。

【用法】 先以当归、紫草熬成膏，其余三味研为细末，以膏和为丸，如胡椒大。3 岁以下服 10 丸，8 岁服 20 丸，空腹时用清米汤下，以痢为度。

枳实导滞丸

【来源】 《内外伤辨》卷下。

【主治】 湿热积滞内阻，胸脘痞闷，下痢或泄泻，腹痛，里急后重，或大便秘结，小便黄赤，舌苔黄腻，脉象沉实。

【组成】 大黄 30 克，枳实（麸炒，去瓤）、神曲（炒）各 15 克，茯苓（去皮）、黄芩（去腐）、黄连（拣净）、白术各 10 克，泽泻 6 克。

【用法】 上药共研为细末，汤浸蒸饼为丸，如梧桐子大。每服 50～70 丸，空腹时用温水送下。

九制大黄丸

【来源】 《饲鹤亭集方》。

【功用】 清滞通便。

【主治】 积瘀停滞，宿食，积痰，大便燥结。

华佗养生秘方

【组成】 大黄不拘多少。

【用法】 将大黄捣碎，用黄酒拌，于铜罐中密闭，隔水加热，九蒸九晒，研为细粉，过罗，炼蜜为小丸。每服 6 克，温开水送下。

【禁忌】 孕妇忌服。

柏子仁膏

【来源】 《小儿卫生总微论》卷十六。

【主治】 小儿大便秘涩艰难。

【组成】 柏子仁、松子仁、胡桃肉各等份。

【用法】 上药研膏。每服如弹子大，热汤化下。未通再服。

三仁粥

【来源】 《东医宝鉴·内景篇》卷四。

【主治】 大便秘结。

【组成】 桃仁、海松子仁各 9 克，郁李仁 3 克。

【用法】 上药同捣烂，和水滤取汁，入碎粳米少许，煮粥，空腹时服。

驱风丸

【来源】 《朱氏集验方》卷六。

【主治】 大便不通，或年高便秘。

【组成】 皂角 7 锭（炮，水 500 毫升煮），巴豆（去壳、心、膜）49 粒，枳壳 30 克。

【用法】 上药以皂角水煮干为度，去巴豆不用，炒枳壳为细末，入木香 15 克，以蜜调和为丸，如梧桐子大。每用 30 丸，空腹时用白汤下。

搜风润肠丸

【来源】 《袖珍方》卷一引《太平圣惠方》。

【功用】 理气润肠。

【主治】 三焦不和，胸中痞闷，气不升降，饮食迟化，肠胃燥涩，大便秘结。

【组成】 沉香、槟榔、木香、青皮（去白）、萝卜子（炒）、槐角（炒）、陈皮（去瓤）、枳壳（炒，去瓤）、枳实（麸炒，去瓤）、三棱（煨）、木通各 15 克，郁李仁（去皮）30 克。

【用法】 上药共研为末，炼蜜为丸，如梧桐子大。每服 50～60 丸，用木瓜汤送服。

 散火汤

【来源】 《寿世保元》卷五。

【功用】 泻火行气。

【主治】 热郁气滞，肚腹胀满，痛久不止，大便秘结者。

【组成】 黄连（炒）、白芍（炒）、栀子（炒）、枳壳（去瓤）、厚朴（去皮）、香附子、川芎各 3 克，木香、砂仁、茴香各 1.5 克，甘草（炙）1 克。

【用法】 上药锉一剂。加生姜 1 片，以水煎，温服。

【加减】 痛甚不止，加延胡索。

 枳杏丸

【来源】 《女科百问》卷上。

【主治】 大便不通。

【组成】 杏仁（汤泡、去皮、尖，别研）30 克，枳壳（先研为末）60 克。

【用法】　上药共研为细末，以神曲糊调和为丸，如梧桐子大。每服40～50丸，食前用米饮或生姜汤送下。

对姜丸

【来源】　《鸡峰普济方》卷十八。

【功用】　温化痰饮。

【主治】　膈有寒痰，呕逆眩晕。

【组成】　半夏、天南星各250克，干姜500克。

【用法】　上药共研为细末，以姜汁调面糊为丸，如梧桐子大。用米汤饮下30～50丸，不拘时候。

厚朴三物汤

【来源】　《金匮要略》卷上。

【异名】　厚朴汤（《千金翼方》卷十八）。

【功用】　行气除满，去积通便。

【主治】　实热内积，气滞不行，腹部胀满疼痛，大便不通。

【组成】　厚朴15克，大黄12克，枳实9克。

【用法】　上药三味，以水1.2升，先煮厚朴、枳实二味取500毫升，纳大黄，煮取300毫升，温服。以痢为度。

【附注】　本方与《伤寒论》中小承气汤药味相同，但药量不同。小承气汤意在荡积攻实，故以大黄为君；本方意在行气泄满，则以厚朴为主。方中厚朴行气消满；大黄、枳实泻热导滞。三药相合，使气滞通畅，实积消除，腑气得以通畅，则诸症自解。

润肠丸

【来源】　《重订严氏济生方》。

【异名】　苁蓉润肠丸（《医学纲目》卷二十三）、苁沉丸（《医学入门》卷七)。

【功用】 补精养血，润肠通便。

【主治】 精亏血虚，津液耗伤，大便秘结者。

【组成】 肉苁蓉（酒浸，焙）60克，沉香（别研）30克。

【用法】 上药共研为细末，用麻子仁汁打糊为丸，如梧桐子大。每服70丸，空腹时用米汤饮下。

失　眠

朱砂安神丸

【来源】 《兰室秘藏》卷下。

【异名】 黄连安神丸（《东垣试效方》卷一）。

【主治】 心烦懊恼，惊悸失眠，心下痞闷，食入反出。

【组成】 朱砂12克，黄连15克，甘草（生）7.5克。

【用法】 上为药共细末，汤浸蒸饼为丸，如黍米大。每服10丸，食后津唾咽下。

萃仙丸

【来源】 《饲鹤亭集方》。

【主治】 肾水亏损，元气不足，水火不济，精液耗损，神思恍惚，夜多异梦，腰腿酸软，精泄不收。

【组成】 潼蒺藜、山萸肉、芡实、莲须、枸杞子各120克，菟丝子、川续断、覆盆子、金樱子各60克。

【用法】 上药共研为细末，以潼蒺藜粉同金樱子膏加蜜和为丸，如梧桐子大。每服12克，淡盐汤送下。

黄连阿胶汤

【来源】　《伤寒论》。

【功用】　养阴泻火，益肾宁心。

【主治】　少阴病，得之3日以上，心中烦，不得卧。

【组成】　黄连12克，黄芩6克，芍药6克，鸡蛋黄2个，阿胶9克。

【用法】　上五味，以水1.2升，先煎前三物，取600毫升，去滓，入阿胶烊尽，稍冷，入鸡蛋黄，搅匀，每次温服200毫升，每日3服。

 益气安神汤

【来源】　《寿世保元》卷四。

【功用】　益气养心，化痰安神。

【主治】　心气不足，夜寐多梦，睡卧不宁，恍惚惊恐，痰迷痴呆。

【组成】　当归3.6克，黄连（姜汁炒）、生地黄、麦冬（去心）、酸枣仁（炒）、远志（去心）各3克，白茯苓（去皮、心）3.6克，人参、黄芪（蜜炒）、胆南星、淡竹叶各3克，甘草（炙）1.8克。

【用法】　上药共锉一剂。加生姜1片，大枣1枚，以水煎服。

 加味温胆汤

【来源】　《万病回春》卷四。

【功用】　益气补血，养心安神。

【主治】　病后虚烦不得卧，及心胆虚怯，触事易惊，气短悸乏。

【组成】　半夏（泡7次）10.5克，竹茹、枳实（麸炒）各4.5克，陈皮6.6克，茯苓、甘草（炙）各3.3克，酸枣仁（炒）、远志（去心）、五味子、人参、熟地黄各3克。

【用法】　上药共锉一剂。加姜、枣煎服。

加味定志丸

【来源】 《寿世保元》卷五。

【功用】 益气养心，安神定志。

【主治】 心气不足，恍惚多忘，或劳心胆冷，夜卧不睡。

【组成】 人参 90 克，白茯神（去皮、木）60 克，远志［甘草（炙）水泡，去心］、石菖蒲各 60 克，酸枣仁（炒）60 克，柏子仁（炒，去壳）60 克。

【用法】 上药共研为细末，炼蜜为丸，如梧桐子大，朱砂、乳香为衣。每服 50 丸，临卧时用枣汤送下。

 芍药栀豉汤

【来源】 《云岐子保命集》卷下。

【主治】 产后虚烦不得眠。

【组成】 芍药、当归、栀子各 15 克，香豉 20 克。

【用法】 上药共研为粗末。每服 30 克，以水煎服。

　　痛　　经　　

 延胡索散

【来源】 《济阴纲目》卷一。

【主治】 妇人气滞血瘀，脘腹胀痛，或经行腹痛。

【组成】 延胡索、当归（酒浸）、赤芍（炒）、蒲黄（炒）、桂皮、乳香、没药各 3 克。

【用法】 上药共研为细末。每服 9 克，温酒空腹服。

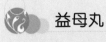

益母丸

【来源】 《奇方类编》卷下。

【功用】 调气活血。

【主治】 月经不调，经来腹痛，腹有癥，久不受孕，产后血瘀腹痛。

【组成】 益母草 500 克，川芎 30 克，赤芍 30 克，归身 30 克，木香 30 克。

【用法】 上药共研为细末，炼蜜为丸，弹子大，每丸重 9 克。每次服 1 丸，一日 2～3 次。

【禁忌】 孕妇忌服。

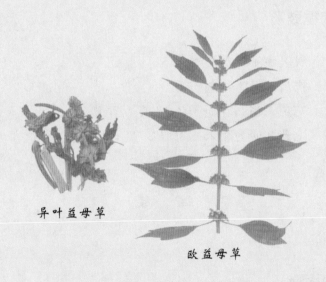

异叶益母草

欧益母草

中药计量单位换算表

1 石 = 四钧 = 29760 克

1 钧 = 三十斤 = 7440 克

1 斤 = 16 两 = 248 克 = 液体 250 毫升

1 两 = 24 铢 = 15.625 克

1 圭 = 0.5 克

1 撮 = 2 克

1 方寸匙 = 金石类 2.74 克 = 药末 约 2 克 = 草木类药末约 1 克

半方寸匙 = 一刀圭 = 一钱匙 = 1.5 克

一钱匙 = 1.5~1.8 克

一铢 = 0.65 克

一铢 = 100 个黍米的重量

一分 = 3.9~4.2 克

1 斛 = 10 斗 = 20000 毫升

1 斗 = 10 升 = 2000 毫升

1 升 = 10 合 = 200 毫升

1 合 = 2 龠 = 20 毫升

1 龠 (yuè) = 5 撮 = 10 毫升

1 撮 = 4 圭 = 2 毫升

1 圭 = 0.5 毫升

1 引 = 10 丈 = 2310 厘米

1 丈 = 10 尺 = 231 厘米

1 尺 = 10 寸 = 23.1 厘米

1 寸 = 10 分 = 2.31 厘米

1 分 = 0.231 厘米

梧桐子大 = 黄豆大

蜀椒 1 升 = 50 克

葶苈子 1 升 = 60 克

吴茱萸 1 升 = 50 克

五味子 1 升 = 50 克

半夏 1 升 = 130 克

虻虫 1 升 = 16 克

附子大者 1 枚 = 20~30 克

附子中者 1 枚 = 15 克

强乌头 1 枚小者 = 3 克

强乌头 1 枚大者 = 5~6 克

杏仁大者 10 枚 = 4 克

栀子 10 枚平均 15 克

瓜蒌大小平均 1 枚 = 46 克

枳实 1 枚约 14.4 克

石膏鸡蛋大 1 枚约 40 克

厚朴 1 尺约 30 克

竹叶一握约 12 克

图书在版编目（CIP）数据

华佗养生秘方 / 柳书琴主编. —上海：上海科学
技术文献出版社，2016
（中华传统医学养生丛书）
ISBN 978-7-5439-7078-6

Ⅰ.①华…　Ⅱ.①柳…　Ⅲ.①养生（中医）
Ⅳ.①R212

中国版本图书馆 CIP 数据核字（2016）第 150743 号

责任编辑：张　树　王倍倍

华佗养生秘方

HUATUO YANGSHENG MIFANG

柳书琴　主编

*

上海科学技术文献出版社出版发行

（上海市长乐路 746 号 邮政编码 200040）

全 国 新 华 书 店 经 销

四川省南方印务有限公司印刷

*

开本 700×1000　1/16　印张 20　字数 390 000
2016 年 9 月第 1 版　　2016 年 9 月第 1 次印刷
ISBN 978-7-5439-7078-6

定价：78.00 元

http://www.sstlp.com